刮痧健康法

王　颖　王琪格　主编

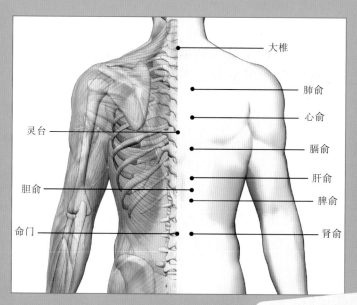

辽宁科学技术出版社

·沈阳·

主　　编　王　颖　王琪格
副 主 编　李　迪　刘昱甫　卜祥伟　姜　辛
编写人员　张　虹　刘立克　刘美思　刘　实
　　　　　林　玉　苏　涵　李　林　王丽颖

图书在版编目（CIP）数据

刮痧健康法／王颖，王琪格主编. —沈阳：辽宁科学技术出版社，2013.7
　ISBN 978-7-5381-7983-5

　Ⅰ . ①刮… 　Ⅱ . ①王… 　②王… 　Ⅲ . ①刮搓疗法
Ⅳ . ①R244.4

　中国版本图书馆 CIP 数据核字（2013）第 058887 号

出版发行：辽宁科学技术出版社
　　　　　（地址：沈阳市和平区十一纬路 29 号　邮编：110003）
印 刷 者：辽宁彩色图文印刷有限公司
经 销 者：各地新华书店
幅面尺寸：168mm × 236mm
印　　张：7
字　　数：100 千字
印　　数：1~4000
出版时间：2013 年 7 月第 1 版
印刷时间：2013 年 7 月第 1 次印刷
责任编辑：寿亚荷
封面设计：先知传媒
版式设计：袁　舒
责任校对：唐丽萍

书　　号：ISBN 978-7-5381-7983-5
定　　价：40.00 元（附赠光盘）

联系电话：024-23284370
邮购热线：024-23284502
E-mail：syh24115@126.com
http：// www.lnkj.com.cn

前　言

随着生活水平的不断提高，人们自我保健意识和能力的不断增强，刮痧这种无不良副作用、又简易可行的传统的自然疗法，备受人们的青睐和喜爱，越来越多的人喜欢自己动手，利用简单的刮痧板治疗疾病和养生保健。刮痧疗法不再是医生的专利，它已深入千家万户，成为人们日常生活中不可缺少的一部分。自己或家人偶有不适，依法刮痧，有些小病和不适即可刮到病除。另外，随着社会的进步、科学技术的发展，大众对健康、防病、养生的观念也不断更新和提高。目前，防病保健、养生延年已成为人们生活中一种自觉的需求。

《刮痧健康法》系统介绍了有关刮痧的基本知识，包括刮痧适应证、禁忌证、常用刮痧工具和消毒方法、刮痧前后须知等。重点介绍了刮痧变美丽、刮痧改善症状、刮痧治疗疾病的方法，对每种症状和疾病介绍了取穴、刮痧方法和步骤以及日常生活提示等内容。配有光盘，光盘中介绍了刮痧的动态演示，包括刮痧手法、取穴方法、刮痧治疗疾病实例等。

编著者
2013 年 5 月

目 录

刮痧简单易学

刮痧变美丽

刮痧改善症状

刮痧治疗疾病

刮痧疗法概述

刮痧疗法是指用边缘光滑的硬物器具（即刮具），在人体某一部位的皮肤上，反复进行刮拭，使皮肤发红充血，呈现一块块或一片片的紫红色的斑点（即痧痕）为止，以达到刺激体表络脉，改善人体气血流通状态，排泄瘀毒，扶正祛邪，退热解惊，开窍醒神之功效的一种方法。刮痧疗法简单易学，只要一板在手，随时随地可刮，无任何不良反应，既经济又实惠，是其他方法所不能比拟的。

刮痧可以排除毒素，能够及时地将体内代谢的"垃圾"刮拭到体表，沉积到皮下的毛孔，使体内的血流畅通，恢复自然的代谢活力。刮痧能够舒筋通络，消除疼痛病灶，解除肌紧张，在明显减轻疼痛症状的同时，也有利于病灶的恢复。刮痧能够调整阴阳、美容养颜、调节平衡。

刮痧适应证

内科疾病：上呼吸道感染、急性支气管炎、高血压病、低血压、脑卒中等。
外科疾病：颈椎病、肩周炎、落枕、颈部肌肉扭伤等。
妇产科疾病：月经不调、痛经、闭经、带下病、慢性盆腔炎等。
男科疾病：急性前列腺炎、慢性前列腺炎、前列腺肥大、阴茎异常勃起等。
儿科疾病：小儿发热、小儿腹泻、肠吸收不良综合征等。
皮肤科疾病：单纯疱疹、带状疱疹、荨麻疹等。
五官科疾病：睑腺炎、结膜炎、上睑下垂等。

刮痧禁忌证

破伤风、狂犬病患者，精神病患者发作期、高度神经质者禁用；对刮痧恐惧、有晕针史、晕血史者。

有出血倾向的疾病，如重症贫血、再生障碍性贫血、血友病、白血病、血小板减少及有凝血功能障碍者。

重症心脏病出现心力衰竭者、肾脏病出现肾功能衰竭者、肝硬化腹水者的腹部、全身高度水肿者。

患接触性皮肤病（疥疮、体癣）、皮肤过度过敏者、皮肤划痕症、紫癜者。

醉酒、过饥、过饱、过渴、过度疲劳者。

急性传染病及急症患者、大面积皮肤病或患溃疡性皮炎的患者。

不宜或禁忌刮痧的部位

急性创伤、扭挫伤之局部禁刮。

大血管分布处，特别是颈总动脉、心尖搏动处禁刮。

眼睛、耳孔、鼻孔、舌、口唇、五官处、前后二阴、肚脐（神阙穴）处禁刮。

孕妇及月经期妇女的腹部、腰骶部、血海、三阴交、合谷等穴及双侧乳房处禁刮。

小儿囟门未合时，头颈项部禁刮。

原因不明的肿块及恶性肿瘤部位禁刮。

皮肤有疖肿、痈、瘢痕、溃疡及传染性皮肤病，原因不明的包块、黑痣处等，均不宜在病灶部位刮拭。

新发生的骨折患部不宜刮痧，需待骨折愈合后方可在患部补刮。

外科手术疤痕处应在两个月以后方可局部刮痧。

恶性肿瘤患者手术后，疤痕局部慎刮。

女性的面部忌用大面积强力刮拭。

对尿潴留患者的小腹部慎用重刮。

常用刮痧工具及消毒方法

刮痧的用具十分简单、方便，诸如边缘比较圆滑的铜钱、硬币、瓷碗、瓷调羹、木梳背、嫩竹片、小蚌壳、檀香木刮板、沉香木刮板、小水牛角板等，都可以用来刮痧。当然，如果长期使用或作为治疗，还是用正规一些的刮痧板比较好。最好选用天然水牛角为材料的刮板，其对人体肌肤无毒性刺激和化学不良反应，刮痧用具最好做到一人一具，以防交叉感染。如无条件，经过严格消毒后，方可多人一具。天然水牛角具有清热解毒、凉血、定惊等功效。

刮痧前后须知

1. 在空气新鲜、冷暖适宜的室内。选择合适的体位，涂抹适量的刮痧油或其他介质。

2. 刮痧后要用清洁的纸巾按压在所刮之处，同时，轻轻按揉20~30下，嘱患者迅速穿衣，饮适量白开水。

3. 有些患者瘀滞较重，可在刮痧后瘀血最集中处点刺放血，放血器械可选用三棱针或梅花针，起到提高疗效的作用。

祛斑

雀斑、黄褐斑是皮肤色素沉着的结果，中医认为气血运行不畅，经络阻滞，往往在夏天增多，这是由于强烈的紫外线照射的缘故。另外，某些化妆品、精神压力、烦躁等也会诱发雀斑、黄褐斑，卵巢或子宫疾病、肝脏疾病等也可使雀斑、黄褐斑增多，并可伴有恶心、倦怠等症状。

取穴

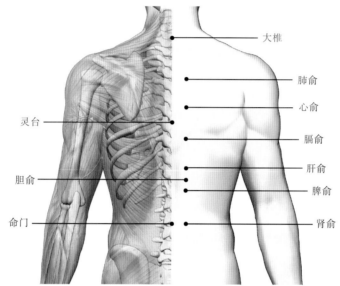

大椎
肺俞
心俞
灵台
膈俞
肝俞
胆俞
脾俞
命门
肾俞

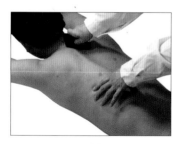

刮大椎

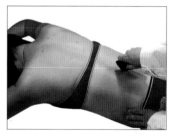

刮命门

刮痧方法

在上图标注的穴位及部位刮痧，每穴 5~10 下，在大椎、命门、黄褐斑所在部位、肺俞、肝俞、胆俞等部位用刮痧板点按 2~3 下。每天 1~2 次。

日常生活提示

积极治疗原发病。少用或不用化妆品。夏季注意防晒保护，多喝水，保证充足的睡眠。精神愉快，心情舒畅，尤其女性在特殊的生理周期。

美肤

肌肤漂亮是美容的重要条件之一。以往以肤色白为美，其实早在《黄帝内经》中就把人的肤色分为青、赤、黄、白、黑五种颜色，致密、有光泽即为健康，反之则为病态。美丽肌肤的先决条件应该是气色好、透明度高、不觉得暗沉、光滑柔润和富有弹性。所以从肌肤漂不漂亮就可知道健康的状态。

取穴

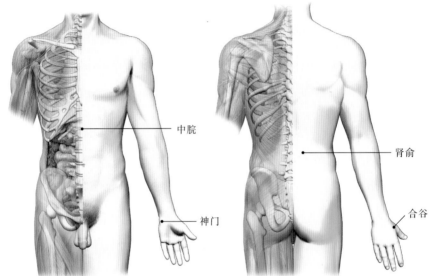

中脘

神门

肾俞

合谷

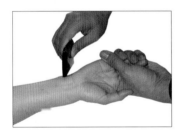

刮神门

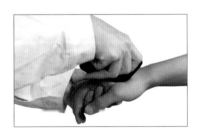

刮合谷

刮痧方法

在上图标注的穴位及部位刮痧，每穴 5~10 下，在中脘、肾俞、神门、合谷等部位用刮痧板点按 2~3 下。每天 1~2 次。

日常生活提示

合理饮食，不挑食，不吃辛辣煎炸制品，多吃新鲜蔬菜与水果，同时保证充足睡眠，"好皮肤是睡出来的"，这句话很有道理。

祛青春痘

青春痘是青春期男女常见的急性发作的慢性皮肤病，也叫粉刺。病程长、易反复。遗传因素、皮脂腺分泌过多是发病的主要原因。初起多为细小的黑头或白头粉刺，可挤出豆渣样的皮脂，继而发展为小脓疱或小结节，严重者可形成脓肿并伴有疼痛。女性病人常伴有月经不调和月经前后皮疹增多加重。

取穴

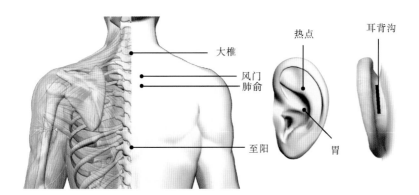

大椎
风门
肺俞
至阳

热点
耳背沟
胃

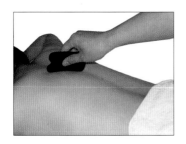

刮风门、肺俞

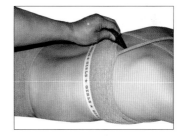

刮至阳

刮痧方法

在上图标注的穴位及部位刮痧，每穴 5~10 下，在大椎、至阳、耳背沟等部位用刮痧板点按 2~3 下。每天 1~2 次。

日常生活提示

注意保持清洁，不用化妆品。对粉刺切勿挤压、按压或摩擦。粉刺中央高起部分变软并变成淡黄色，意味已经成脓，可用消毒的三棱针轻挑排脓。

除眼袋

眼袋是一种常见的困扰，由于眼睑皮肤很薄，皮下组织薄而疏松，很容易发生水肿现象，而随着年龄的增长愈加明显。

取穴

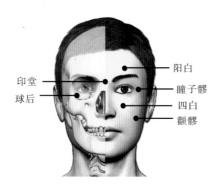

印堂
球后
阳白
瞳子髎
四白
颧髎

刮痧方法

在上图标注的穴位及部位刮痧，每穴5~10下，在印堂、阳白、四白、瞳子髎等部位用刮痧板点按2~3下。每天1~2次。

日常生活提示

注意防晒，保持充足的睡眠及正确的睡姿，可将枕头适当垫高，尽量使脊椎处于平直状态。适当吃些富含维生素A和维生素 B_2 的食物。勿过多抽烟、喝酒；温和热敷。彻底卸装。

减少鱼尾纹

眼角部位的细小皱纹就是鱼尾纹。主要是由于眼周缺水，皮肤新陈代谢功能下降，纤维组织老化、松弛，甚至断裂而形成的。

取穴

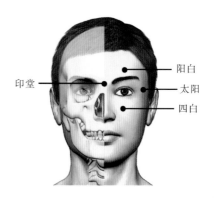

印堂
阳白
太阳
四白

刮痧方法

在上图标注的穴位及部位刮痧，每穴5~10下，在印堂、阳白、太阳、四白等部位用刮痧板点按2~3下。每天1~2次。

日常生活提示

睡眠充足，切忌熬夜。平时多喝水，睡前避免大量饮水。勿养成眯、眨、挤眼睛的习惯。避免阳光直接照射。保持乐观情绪。

生发固发

人在一天中会自然脱落 20 根以上的头发，同时又会长出同数的头发。当脱落的头发远多于新生头发时，称为脱发症。局部突然出现圆形或椭圆形脱发称"斑秃"；头发全部脱落称"全秃"；连眉毛、腋毛都脱落者称"普秃"。

取穴

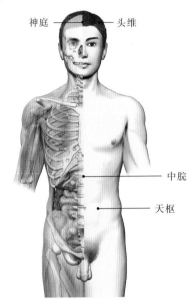
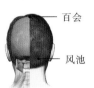
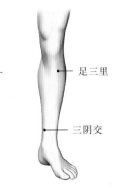

神庭　头维
百会
风池
中脘
天枢
足三里
三阴交

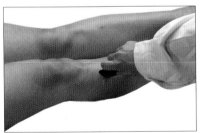

刮足三里

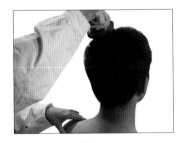

刮百会

刮痧方法

在上图标注的穴位及部位刮痧，每穴 5~10 下，在中脘、足三里、百会、头维、神庭、风池等部位用刮痧板点按 2~3 下。斑秃患者在患部刮痧，每天 1~2 次。

日常生活提示

不用尼龙梳子梳头，不用脱脂性强或碱性洗发剂。戒烟戒酒，消除精神压抑感。保持皮肤清洁，经常按摩头部，给予头部适度刺激。

乌发润发

白发是指头发部分变白或全部变白的一种皮肤病。病因复杂，先天性者多与白化病并发，有时呈家族性或与色素缺乏有关；后天者除老年生理性白发以外，可能与营养不良、精神创伤、情绪激动、悲观或抑郁等有关。

取穴

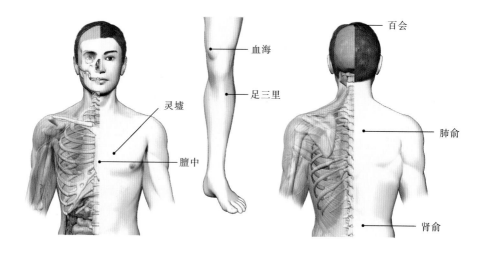

- 百会
- 血海
- 足三里
- 灵墟
- 膻中
- 肺俞
- 肾俞

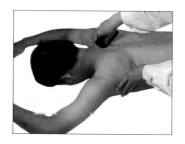

刮肺俞

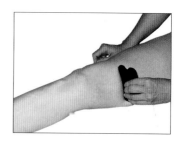

刮血海

刮痧方法

在上图标注的穴位及部位刮痧，每穴 5~10 下，在肺俞、足三里、血海、膻中等部位用刮痧板点按 2~3 下。每天 1~2 次。

日常生活提示

保持心情舒畅，积极参加体育锻炼。注意饮食营养，多吃高蛋白食物及粗粮、绿色蔬菜、动物肝脏、芝麻、核桃、花生以及富含花青素的黑色食品等。

丰胸美乳　腹部变平坦

有些女性乳房过小、下垂、形状不佳等，给她们带来许多烦恼和困惑。刮痧能丰胸美乳。

从人体健美角度看，真正健美的腹部应由细而有力的腰和线条明显的腹肌构成。当腹围在90~100厘米以上或腹围与臂围的比值男性>0.9，女性>0.85时，腹部的脂肪就非除不可了。

取穴

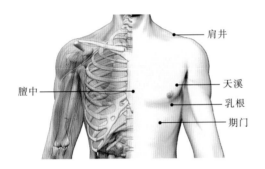

肩井
膻中
天溪
乳根
期门

取穴

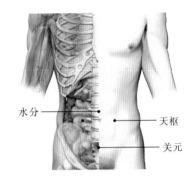

水分
天枢
关元

刮痧方法

在上图标注的穴位及部位刮痧，每穴5~10下，在乳根、膻中、天溪等部位用刮痧板点按2~3下。每天1~2次。

刮痧方法

在上图标注的穴位及部位刮痧，每穴5~10下，在水分、天枢（双）、关元等部位用刮痧板点按2~3下。每天1~2次。

日常生活提示

睡觉时不要戴文胸，保持昂首挺胸，经常直直腰，不要抱臂和趴睡，可补充些维生素及钙、铁、锌、蛋白质。多做些深呼吸，佩戴合适的胸罩。平时可做些胸部伸展运动。

日常生活提示

不要长时间坐、卧、躺，尤其是在饭后。吃饭细嚼慢咽，尽量少吃偏咸食品。多走路，多喝水，多运动，锻炼出结实的腹部。

瘦小腿

膝部和小腿肚上的多余脂肪是破坏小腿优雅线条的"元凶"之一，会让小腿显得又粗又短。刮痧有益于瘦腿、美腿。

瘦大腿

大腿过粗，尤其是臀部脂肪堆积，不仅影响美观，可能还会影响健康。刮痧有益于瘦腿美腿。

取穴

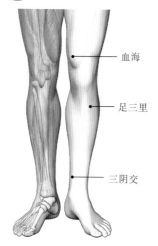

- 血海
- 足三里
- 三阴交

取穴

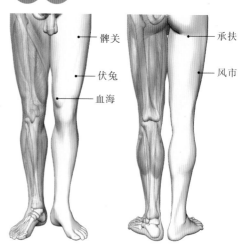

- 髀关
- 伏兔
- 血海
- 承扶
- 风市

刮痧方法

在上图标注的穴位及部位刮痧，每穴 5~10 下，在足三里、血海、三阴交等部位用刮痧板点按 2~3 下。每天 1~2 次。

日常生活提示

注意健美的走路姿势，改变经常跷腿的习惯，运动后最好泡个热水澡，这样可减少长期运动形成过硬的肌肉线条。可多食一些水果蔬菜，比如香蕉、苹果、木瓜、芹菜、番茄等。

刮痧方法

在上图标注的穴位及部位刮痧，每穴 5~10 下，在髀关、伏兔、风市、血海等部位用刮痧板点按 2~3 下。每天 1~2 次。

日常生活提示

注意健美的走路姿势，合理饮食，少食快餐，同时可做行走、骑自行车、越野滑雪、爬楼梯等运动。

腰部纤细　减肥

腰部是平常极难活动到的部位，容易积存脂肪。如果合理刺激腰腹部的经络、穴位、肌肉，就可逐渐消除腰部肥胖。

肥胖是指过多脂肪堆积体内的状态，当脂肪堆积于身体上不该有脂肪组织的血管、心脏和肝脏等处时，可能引起糖尿病、高血压、动脉硬化、心脏病和胆结石。所以保持标准体重对于健康是非常重要的。

取穴

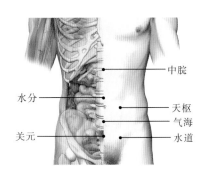

中脘
水分
天枢
气海
关元
水道

取穴

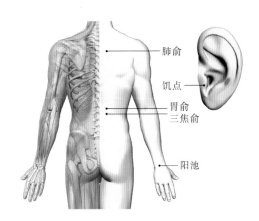

肺俞
饥点
胃俞
三焦俞
阳池

刮痧方法

在上图标注的穴位及部位刮痧，每穴 5~10 下，在中脘、水分、气海、关元、水道、天枢等部位用刮痧板点按 2~3 下。每天 1~2 次。

刮痧方法

在上图标注的穴位及部位刮痧，每穴 5~10 下，在耳部饥点、胃俞、肺俞、阳池、三焦俞等部位用刮痧板点按 2~3 下。也可在左上图腹部穴位上刮痧。每天 1~2 次。

日常生活提示

办公室里进行力所能及的运动，上下班途中甩手大步走。适当控制饮食，多动、少吃是保持形体的两个主要因素。

日常生活提示

应注意适量饮食和适度运动。养成每日定时排便的习惯。平时用浴刷从四肢的末梢向中心做按摩也有效。

增重健身

瘦削大多见于神经质的人，往往有胃肠不佳、胃下垂或松弛等现象。和遗传、精神压力过大有一定关系。但有些女性为了苗条过分限制饮食，导致厌食症，会非常瘦削而产生全身虚弱的症状。另外，某些原因不明的消瘦，可能是患有慢性胃炎、胃溃疡或十二指肠等胃肠疾病，也可能是甲状腺功能亢进、肝脏疾病或糖尿病等，必须接受检查。

取穴

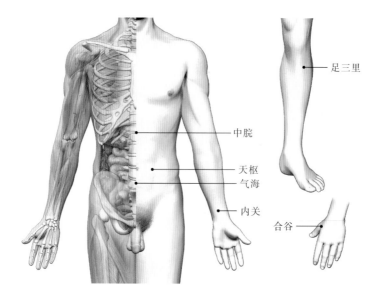

足三里
中脘
天枢
气海
内关
合谷

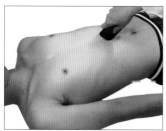

刮中脘

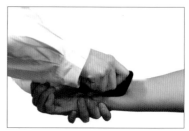

刮内关

刮痧方法

在上图标注的穴位及部位刮痧，每穴 5~10 下，在内关、足三里、天枢、中脘等部位用刮痧板点按 2~3 下。每天 1~2 次。

日常生活提示

生活规律，适量运动，健康饮食，戒烟戒酒。可做增强脚力的体操，如脚尖站立、仰躺两腿伸直上举等运动。

缓解精力减退

精力减退是指整体精神状态不够饱满，容易疲劳。表现为注意力不集中、情绪不愉快。此时，往往是由于性生活能力减退而感觉到自己精力减退的。要保持精力旺盛，不仅要增强气力、体力，而且要增强活力。

取穴

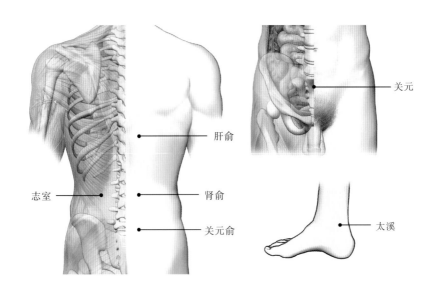

肝俞

关元

志室

肾俞

关元俞

太溪

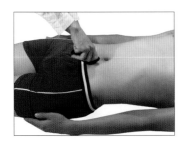

刮关元

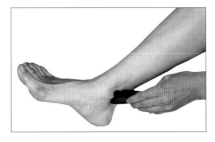

刮太溪

刮痧方法

在上图标注的穴位及部位刮痧，每穴 5~10 下，在肾俞、肝俞、志室、关元、关元俞、太溪等部位用刮痧板点按 2~3 下。每天 1~2 次。

日常生活提示

知足常乐，遇事不惊，保持乐观情绪。注意睡眠，加强锻炼和饮食调节。

改善睡眠

睡眠不足是一种自觉症状，本来并不需要太担心，但有时失眠本身会成为精神压力的来源。人不睡觉，大脑就得不到休息，长时间不睡觉可能影响健康，所以对于失眠不要过于神经质，睡不着通常是因为神经太兴奋的缘故。

取穴

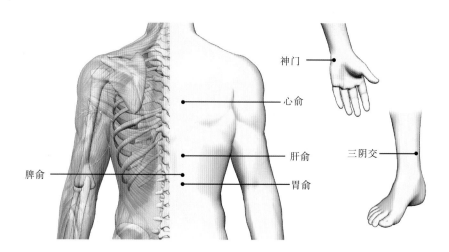

神门
心俞
肝俞
三阴交
脾俞
胃俞

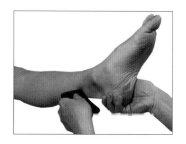

刮三阴交

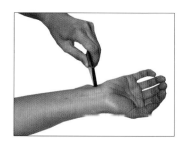

刮神门

刮痧方法

在上图标注的穴位及部位刮痧，每穴 5~10 下，在神门、三阴交、心俞、肝俞等部位用刮痧板点按 2~3 下。每天 1~2 次。

日常生活提示

起居要有规律，不扰乱生物钟，创造安静舒适的睡眠环境。入睡前可洗个热水澡或用热水泡脚。

防止晕车、晕船

有人乘车乘船会头晕目眩、恶心、呕吐，甚至冷汗淋漓、面色苍白。刮痧可以缓解晕车、晕船。

改善手足冷

在寒冷的冬季，许多女性感到全身发冷，手、足末梢部位尤甚。刮痧能缓解手足冷。

取穴

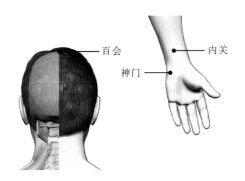

百会　内关　神门

取穴

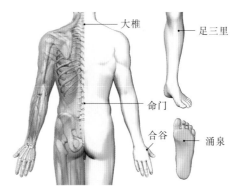

大椎　足三里　命门　合谷　涌泉

刮痧方法

在上图标注的穴位及部位刮痧，每穴 5~10 下，在百会、内关、神门等部位用刮痧板点按 2~3 下。每天 1~2 次。

刮痧方法

在上图标注的穴位及部位刮痧，每穴 5~10 下，在合谷、涌泉、命门等部位用刮痧板点按 2~3 下。每天 1~2 次。

日常生活提示

保持空气清新。出发前睡眠要充足，不要进食过饱。勿在旅程中阅读，乘车时坐在前座并注视固定物体可防晕。

日常生活提示

进行耐寒锻炼，多参加室外运动，如跑步、跳绳、打羽毛球等。每天早晨用冷水洗脸、擦身，也可逐步进行冷水浴。多食富含热量及铁质、碘的食物。

聪耳

据统计，我国目前有听力语言障碍残疾人 2057 万，听力减退也是困扰老年人的一大因素，刮痧可以延缓听力减退。

明目

视力又称视锐度，其好坏直接影响人的劳动和生活能力，视力低于 0.3 者读写困难，低于 0.1 者许多劳动不能参加，现世界卫生组织规定低于 0.05 为盲。现代人由于热衷上网和看电视，对视力损害较大。

取穴

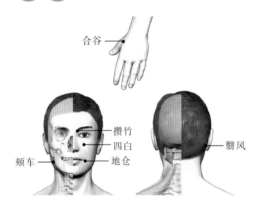

合谷

攒竹
四白
颊车
地仓
翳风

取穴

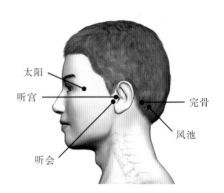

太阳
听宫
完骨
风池
听会

刮痧方法

在上图标注的穴位及部位刮痧，每穴 5~10 下，在攒竹、地仓、颊车、合谷等部位用刮痧板点按 2~3 下。每天 1~2 次。

刮痧方法

在上图标注的穴位及部位刮痧，每穴 5~10 下，在听会、听宫、太阳、风池、完骨等部位用刮痧板点按 2~3 下。每天 1~2 次。

日常生活提示

尽量保持良好的心境，避免或减少噪声的干扰，不用入耳式耳机听音乐。平时不要用耳勺、火柴棒掏耳朵。可常喝核桃粥、芝麻粥、花生粥、猪肾粥等，应避免应用耳毒性药物，如庆大霉素、链霉素、卡那霉素、新霉素等。

日常生活提示

不吃或少吃辛辣刺激的食物，多吃一些清淡明目的食物，如芹菜、荠菜、马兰头、决明子茶、绿豆粥等。另外，注意用眼卫生，每用眼 30 分钟让眼睛适度休息，不能长时间看电视或电脑屏幕。

增强食欲

食欲是对食物的期望，是在期望进食时感觉到的一种愉快感。食欲减退是临床常见症状，多发生于情绪不佳、睡眠不足、疲倦、食品单调等情况下。如果近期突然出现无明显诱因且持续时间较长，不易恢复的食欲不振并伴有其他症状时，则应提高警惕。

取穴

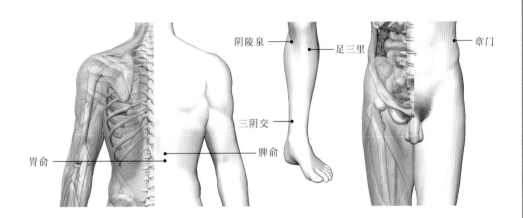

阴陵泉　足三里　章门
三阴交
脾俞
胃俞

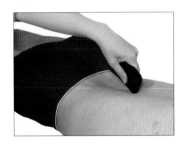

刮胃俞

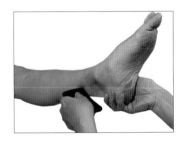

刮三阴交

刮痧方法

在上图标注的穴位及部位刮痧，每穴 5~10 下，在脾俞、胃俞、三阴交、足三里等部位用刮痧板点按 2~3 下。每天 1~2 次。

日常生活提示

起居有常，适当体育锻炼。注意保暖，饮食要定时定量，选择营养丰富且易消化的食物。勿嗜烟酒。

消除麻将综合征

麻将综合征是由于打麻将坐得过久，聚精会神，有时通宵达旦，脊椎韧带和附近肌肉处于不平衡的紧张状态，容易颈、肩疼痛、腰肌劳损、视力疲劳，甚至导致精神疲惫不堪、神经衰弱、尿路结石等症状。

取穴

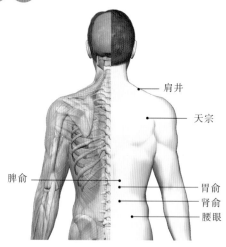
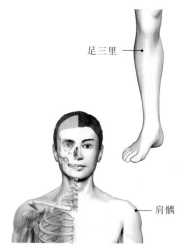

足三里

肩井
天宗
脾俞
胃俞
肾俞
腰眼
肩髃

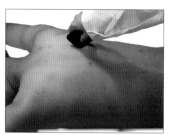

刮天宗

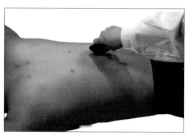

刮脾俞

刮痧方法

在上述穴位及部位刮痧，每穴5~10下，在肩井、脾俞、肾俞、腰眼、足三里等部位用刮痧板点按2~3下。每天1~2次。

日常生活提示

适度打麻将，不可过劳。有高血压、心脏病、颈椎病、腰腿痛者，尽量少打麻将。打麻将时多喝茶水，可防治尿路结石，但不可憋尿。注意劳逸结合，打麻将的时间不宜过长，经常起来活动活动。

消除空调综合征

空调综合征是由于空调居室的低温环境刺激机体，引起皮肤汗腺和皮脂腺收缩，腺口闭塞，血液流动不畅，并使神经调节紊乱，因而容易产生变态反应性疾病及各种不适等。

取穴

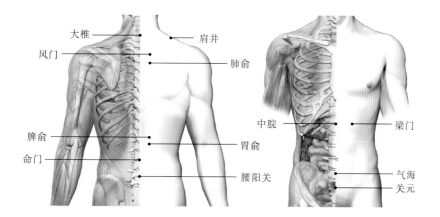

大椎　　肩井
风门　　肺俞
脾俞　　胃俞
命门　　腰阳关
中脘　　梁门
气海
关元

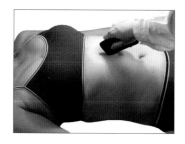

刮中脘

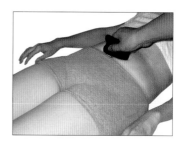

刮气海

刮痧方法

在上图标注的穴位及部位刮痧，每穴5~10下，在肩井、大椎、中脘、气海、风门、脾俞、腰阳关、命门等部位用刮痧板点按2~3下。每天1~2次。

日常生活提示

空调室内外温度不宜相差太大，一般维持在25~28℃，剧烈运动及大汗之后，不应马上进入空调环境，也不能长时间待在空调房间里。同时保持室内空气清新，要定时开窗换气，加强空调机的保养，多喝水。

消除电视综合征

电视是人们生活中的好伴侣，但长时间看电视则会有损健康，俗话说"久坐伤肾""久视伤目"，长时间看电视必然会感到腰酸腿麻，眼睛酸痛干涩，长此以往还会影响消化功能、呼吸功能，使体重增加，体质减弱，所以应避免长时间看电视。

取穴

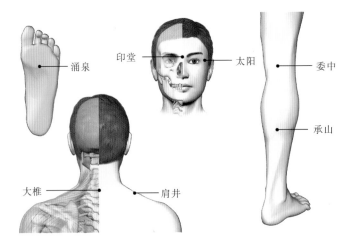

- 涌泉
- 印堂
- 太阳
- 委中
- 承山
- 大椎
- 肩井

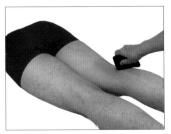

刮委中

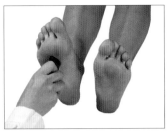

刮涌泉

刮痧方法

在上图标注的穴位及部位刮痧，每穴5~10下，在太阳、大椎、委中、涌泉等部位用刮痧板点按2~3下。每天1~2次。

日常生活提示

看电视的时间应控制在日平均1小时左右。应尽量不吃或少吃零食，进餐时不宜看电视，可适量饮茶。平时生活应注意保持规律性，保证有足够的睡眠时间，避免熬夜和劳累过度。

健脑益智

人的大脑是最复杂和活力最旺盛的一个器官，经常刮痧可以健脑益智。

缓解压力

现代生活由于生活节奏的加快和生存竞争的激烈，人们往往会面临巨大的压力。适度刮痧可以缓解压力。

取穴

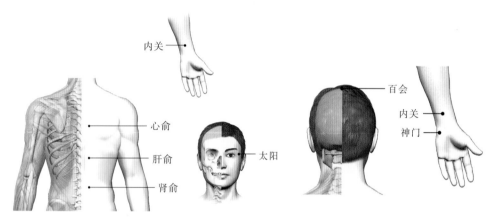

刮痧方法

在上图标注的穴位及部位刮痧，每穴 5~10 下，在太阳、心俞、肝俞、内关等部位用刮痧板点按 2~3 下。每天 1~2 次。

刮痧方法

在上图标注的穴位及部位刮痧，每穴 5~10 下，在百会、内关、神门、腰背部脊柱两侧等部位用刮痧板点按 2~3 下。每天 1~2 次。

日常生活提示

适当运动是很好的神经安定剂，能使人心理更健康，头脑更灵活。同时应保证充足的睡眠，多饮水。平时可食用一些健脑益智食品，如核桃、鸡蛋、香蕉、苹果、牛奶、豆制品、鱼类等。

日常生活提示

用积极的态度面对压力，适度地转移和释放压力，可做一些体育运动，多和他人沟通，保持良好的心态，保证充足的睡眠。

感冒

感冒是由多种病毒引起的常见呼吸道疾病，潜伏期1~2天。开始时病变局限于鼻咽部，引起咽部干燥发痒、鼻塞、喷嚏、流涕。有时病变可影响喉部、气管、支气管，因而出现声音嘶哑、咳嗽、发烧、胸闷等症状。

取穴

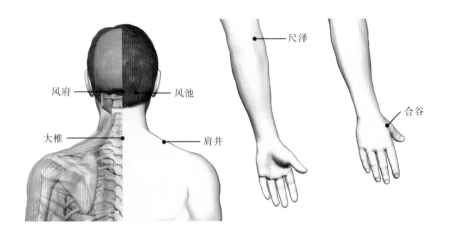

风府　风池　尺泽　合谷　大椎　肩井

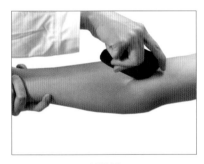

刮尺泽

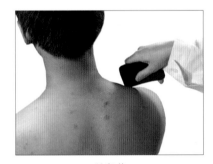

刮肩井

刮痧方法

在上图标注的穴位及部位刮痧，每穴 5~10 下，在风池、大椎、尺泽、肩井等部位用刮痧板点按 2~3 下。每天 1~2 次。

日常生活提示

平时要加强防寒保暖，室内空气要流通。发病期间注意休息，多喝白开水。经常锻炼身体，适时增减衣物。感冒期间慎用、少用抗生素。

慢性支气管炎

慢性支气管炎是常见多发病，俗称"老慢支"。凡每年咳嗽、咳痰或伴有喘息，持续 3 个月，并连续 2 年或以上者，排除心、肺等其他疾病，即可诊断为慢性支气管炎。

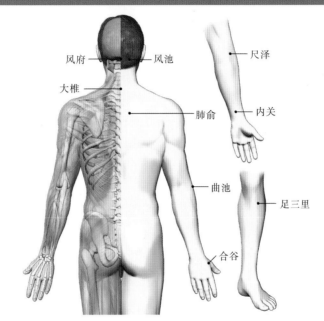

风府 　风池
大椎
肺俞
尺泽
内关
曲池
足三里
合谷

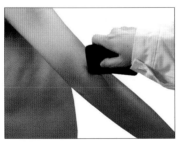
刮曲池

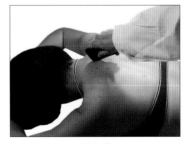
刮大椎

刮痧方法

在上图标注的穴位及部位刮痧，每穴 5~10 下，在风池、大椎、曲池、内关等部位用刮痧板点按 2~3 下。每天 1~2 次。

日常生活提示

平时注意保暖，尤其是下肢及足部，适当进行体育锻炼并尽量选择不太激烈的运动项目，以利改善呼吸系统的机能，增强对寒冷和疾病的抵抗力。用手掌按顺时针方向拍打背部，先轻后重，一圈拍打 12 下，连续拍打 4~5 圈，以背部发热为宜。

支气管哮喘

支气管哮喘是呼吸道过敏性疾病，多发生于体质过敏者。发病原因是受到如鱼虾、花粉、皮毛及螨等过敏物质的刺激后所产生的变态反应，致使支气管痉挛而发病。其特征为：突然发作、胸闷气憋、喉中哮喘、咳吐大量泡沫状痰液，呈阵发性，每次发作十几分钟，长则可达数小时，连绵多日。严重者发作时张口抬肩、喘息不止、痛苦异常，称为"哮喘持续状态"。本症常反复发作。

取穴

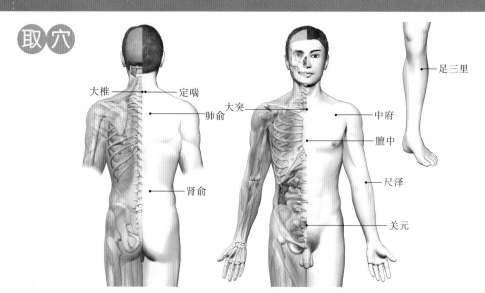

刮痧方法

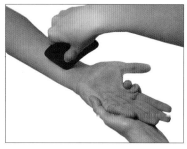

刮定喘

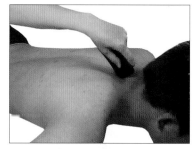

刮内关

在上图标注的穴位及部位刮痧，每穴 5~10 下，在定喘、大椎、尺泽、中府等部位用刮痧板点按 2~3 下。每天 1~2 次。

日常生活提示

平时要预防感冒，保持稳定良好的情绪，避免受刺激。戒烟戒酒。平时积极参加体育锻炼。适当吃一些润肺养肾的食品，如莲子、栗子、枇杷、梨、银耳、核桃仁、猪肺、羊肉等。

肺气肿

肺气肿是中老年人的常见病，不易根治。以呼吸困难为主要症状。早期仅在劳累后出现呼吸困难。病情较重者，一般劳动或活动，即可引起呼吸困难，甚至静卧时也可出现。患者十分痛苦，多见于男性。

取穴

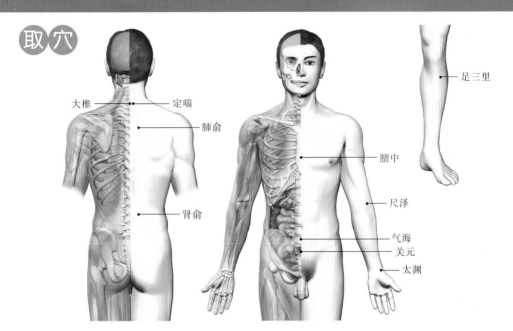

大椎　定喘　肺俞　肾俞

膻中　尺泽　气海　关元　太渊

足三里

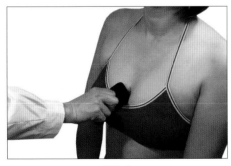

刮肺俞

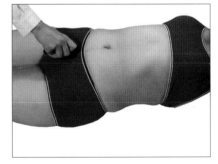

刮关元

刮痧方法

在上图标注的穴位及部位刮痧，每穴 5~10 下，在大椎、肺俞、肾俞、关元等部位用刮痧板点按 2~3 下。每天 1~2 次。

日常生活提示

平时要注意防寒保暖，预防感冒。保持稳定良好的情绪，避免受刺激。戒烟戒酒。平时积极参加体育锻炼。适当吃一些润肺养肾的食品，如莲子、栗子、枇杷、梨、银耳、胡桃、猪肺、羊肉等。

咳嗽

咳嗽是呼吸系统疾病的主要症状之一，是一种保护性的反射动作。咳嗽能把呼吸道过多的分泌物顺着气流排出体外。但是，咳嗽日久会耗散肺气，所以必须及时防治。

取穴

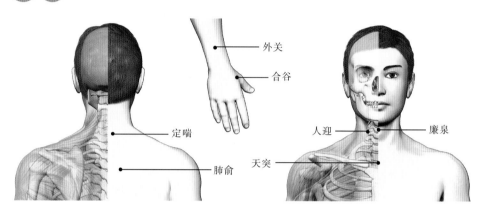

外关
合谷
定喘
肺俞
人迎
天突
廉泉

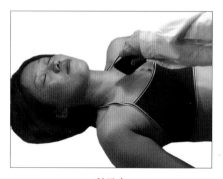

刮天突

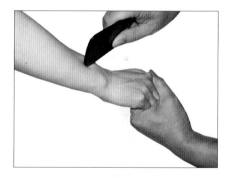

刮外关

刮痧方法

在上图标注的穴位及部位刮痧，每穴5~10下，在定喘、肺俞、天突、外关等部位用刮痧板点按2~3下。每天1~2次。

日常生活提示

平时注意保暖，适当进行体育锻炼，增强对寒冷和疾病的抵抗力。如果冬季早晨烟尘较大则不宜晨练，可选择其他时间。雾霾天应戴口罩。

高血压

高血压是一种常见的慢性疾病，以动脉血压持续性增高为主要临床表现。凡在安静时收缩压≥140毫米汞柱（18.7千帕），舒张压≥90毫米汞柱（12.0千帕），即可诊断为高血压。初期常无自觉症状，有时偶有颈部或头部胀痛、头晕、眼花、心慌、胸闷等。后期可出现心、脑、肾方面的症状。

取穴

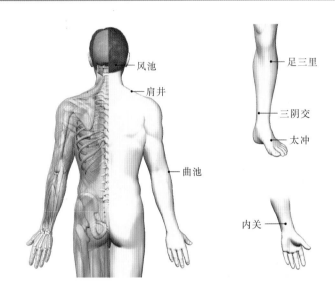

- 风池
- 肩井
- 曲池
- 足三里
- 三阴交
- 太冲
- 内关

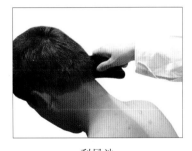

刮风池

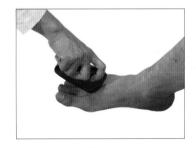

刮太冲

刮痧方法

在上图标注的穴位及部位刮痧，每穴5~10下，在风池、肩井、曲池、太冲等部位用刮痧板点按2~3下。每天1~2次。

日常生活提示

注意劳逸结合，保持良好的情绪。在医生指导下用药，勿滥用药物。少食辛辣刺激物及含胆固醇高的食物，戒烟酒。饮食要清淡，合理摄入食盐，严格限制食盐摄取量，多吃海产品、水果、蔬菜等。父母双方都患有高血压，其子女每季度应进行一次身体检查，及时发现，及时治疗。

低血压

凡收缩压低于90毫米汞柱（12.0千帕）和舒张压低于60毫米汞柱（8.0千帕）的称为低血压。多见于中老年，女性更多。一般表现为晨起自觉疲乏、手足冰冷、气短、站立时头晕，常有贫血及月经不调等。

取穴

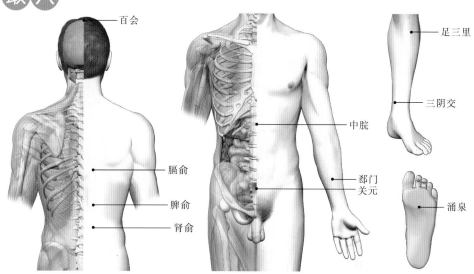

- 百会
- 足三里
- 三阴交
- 膈俞
- 中脘
- 脾俞
- 肾俞
- 郄门
- 关元
- 涌泉

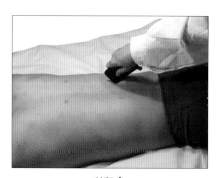

刮肾俞

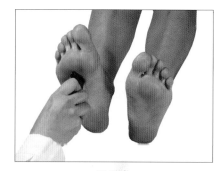

刮涌泉

刮痧方法

在上图标注的穴位及部位刮痧，每穴5~10下，在百会、肾俞、中脘、三阴交、涌泉等部位用刮痧板点按2~3下。每天1~2次。

日常生活提示

平时应加强运动，增强体质。加强营养，多食易消化的蛋白质丰富的食物，如鸡、蛋、鱼、乳酪、牛奶等。早上起床时，应缓慢地改变体位，防止血压突然下降。每天进行单脚跳跃，开始时跳跃20~30次，以后逐渐增加，以不累为度。

高脂血症

高脂血症是指血液中一种或多种脂质成分异常增高，如胆固醇增高的称为高胆固醇血症；甘油三酯增高的称为高甘油三酯血症。高脂血症是动脉硬化、脑血栓、冠心病等疾病的主要发病原因之一。

取穴

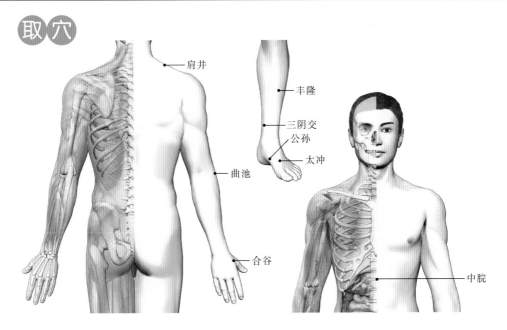

肩井
丰隆
三阴交
公孙
太冲
曲池
合谷
中脘

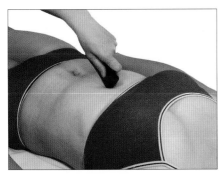

刮中脘

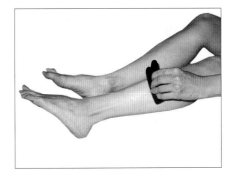
刮丰隆

刮痧方法

在上图标注的穴位及部位刮痧，每穴 5~10 下，在肩井、中脘、合谷、丰隆、太冲等部位用刮痧板点按 2~3 下。每天 1~2 次。

日常生活提示

保持心情舒畅，避免过度紧张、激动、生气等。饮食要清淡，少吃油腻及刺激性食物，肥胖者尤宜节食，同时忌烟酒。适当进行诸如太极拳之类的体育锻炼。

冠心病

冠心病是由于脂类代谢异常引起冠状动脉内膜形成粥样斑块，导致血管狭窄或梗阻，影响冠状动脉血液循环，使心肌缺血、缺氧乃至坏死所造成的疾病。表现为自觉心前区闷胀，重者可出现心绞痛，并放射至肩、上肢、背、牙齿等区域，有时伴有四肢厥冷或气短、发绀等症状。疼痛呈短时性发作或持续性，如冠状动脉内径变窄、血流缓慢。有血栓形成时，供应心肌的血流完全中断，以致部分心肌严重缺血、缺氧甚至发生坏死，形成心肌梗死而猝死。

取穴

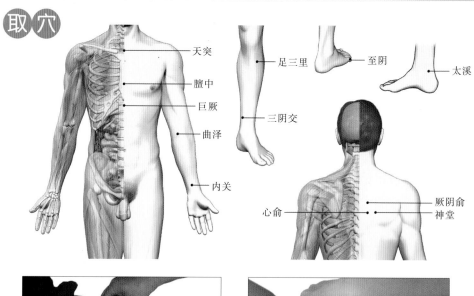

- 天突
- 膻中
- 巨厥
- 曲泽
- 内关
- 足三里
- 三阴交
- 至阴
- 太溪
- 厥阴俞
- 神堂
- 心俞

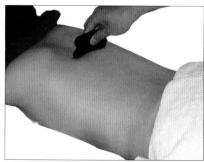

刮心俞

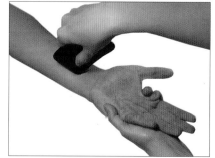

刮内关

刮痧方法

在上图标注的穴位及部位刮痧，每穴 5~10 下，在心俞、巨厥、内关、太溪等部位用刮痧板点按 2~3 下。每天 1~2 次。

日常生活提示

应在医生指导下用药，保持心情舒畅，避免过度紧张、激动、生气等。饮食要清淡，少吃油腻及刺激性食物，同时戒烟酒。适当进行体育锻炼。定期体检。

心动过速

凡成人心率每分钟超过100次以上，称为心动过速。心动过速发作时，自觉内心志忑不安、心慌、气短、胸闷、头晕。如心率过快或发作时间过长，有可能发生休克或心功能不全。平卧休息后可减轻。发作时间不等，有的发作仅数分钟，有的持续数小时甚至数日。有的几年才发作一次，有的可一天发作多次。

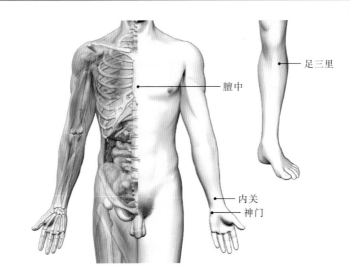

足三里

膻中

内关
神门

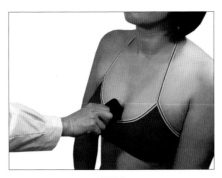

刮膻中

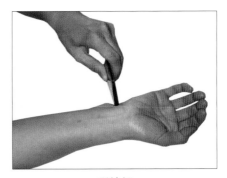

刮神门

刮痧方法

在上图标注的穴位及部位刮痧，每穴 5~10 下，在内关、膻中、神门等部位用刮痧板点按 2~3 下。每天 1~2 次。

日常生活提示

保持心情舒畅，避免过度紧张、激动、生气等。饮食要清淡，少吃油腻及刺激性食物，同时戒烟酒。适当进行诸如太极拳类的体育锻炼。

心动过缓

成人心率低于每分钟60次，即为心动过缓。常出现在久经体育锻炼或强体力劳动者身上，称为"运动员心脏"，是迷走神经兴奋的一种表现，而非心脏病。少数也可见于颅内压增高、阻塞性黄疸、流行性感冒以及其他急性传染病的恢复期。

取穴

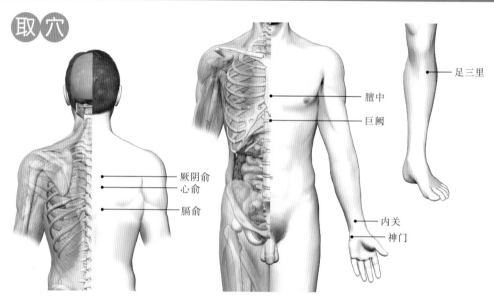

- 足三里
- 厥阴俞
- 心俞
- 膈俞
- 膻中
- 巨阙
- 内关
- 神门

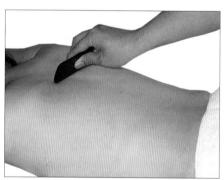

刮厥阴俞

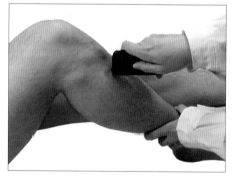

刮足三里

刮痧方法

在上图标注的穴位及部位刮痧，每穴5~10下，在心俞、厥阴俞、巨阙、神门、足三里等部位用刮痧板点按2~3下。每天1~2次。

日常生活提示

保持心情舒畅，避免过度紧张、激动、生气等。饮食要清淡，少吃油腻及刺激性食物，同时戒烟酒。适当进行诸如太极拳类的体育锻炼。

早搏

早搏又称"期前收缩"、"期外收缩"、"额外收缩",是一次或多次提前出现的心跳。偶发室性早搏可能是生理性的,但其他早搏则为心脏疾病,严重者可猝死,千万不可掉以轻心。

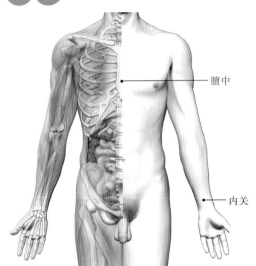

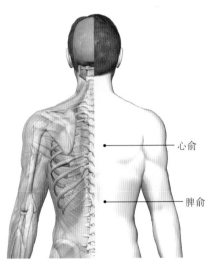

膻中

内关

心俞

脾俞

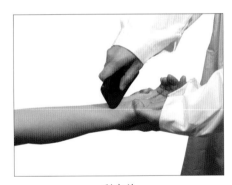

刮内关

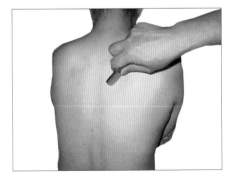

刮心俞

刮痧方法

在上图标注的穴位及部位刮痧,每穴 5~10 下,在内关、心俞、膻中等部位用刮痧板点按 2~3 下。每天 1~2 次。

日常生活提示

保持心情舒畅,饮食要清淡,少吃油腻及刺激性食物,同时戒烟酒。早搏发作时,可用力咳嗽自救,但是单次咳嗽很少成功,必须连续用力咳嗽才能奏效。

动脉粥样硬化

人体的动脉由于年龄的增大及动脉壁沉积过量的胆固醇，造成动脉内壁隆起白色硬块，如粥状，故称动脉粥样硬化。如果心脏的动脉发生硬化，常会引起管腔狭窄，血液流动不畅，使心肌局部缺血、缺氧而出现心绞痛等症状。脑动脉硬化会诱发脑血管意外等疾病。

取穴

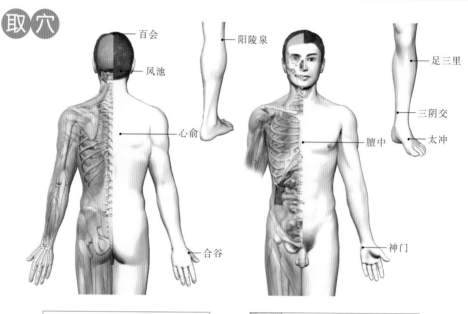

百会
风池
阳陵泉
心俞
合谷
足三里
三阴交
太冲
膻中
神门

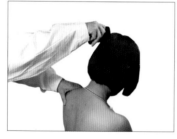

刮百会

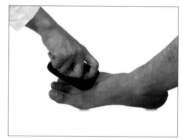

刮太冲

刮痧方法

在上图标注的穴位及部位刮痧，每穴 5~10 下，在百会、心俞、膻中、合谷、足三里、阳陵泉等部位用刮痧板点按 2~3 下。每天 1~2 次。

日常生活提示

保持心情舒畅，避免过度紧张、激动、生气等。饮食要清淡，少吃油腻及刺激性食物，同时戒烟酒。适当进行诸如太极拳类的体育锻炼。经常吃山楂可以抗动脉硬化。

风湿性心脏病

风湿性心脏病是急性风湿热引起心脏炎后遗留下来并以瓣膜病为主的心脏病。一般多侵犯二尖瓣和主动脉瓣，使其发生狭窄或关闭不全，导致血液循环的障碍，最后引起心功能不全。轻度患者可无症状，能胜任一般体力劳动。严重者不能平卧，甚至痰中带血。后期可出现气急、浮肿、咳嗽等心功能不全的症状。

取穴

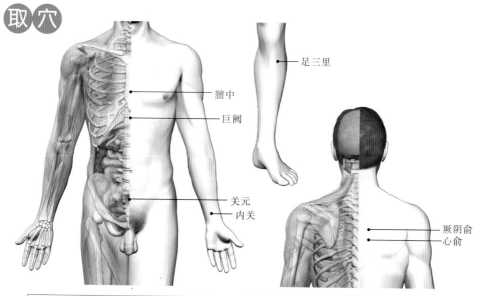

足三里
膻中
巨阙
关元
内关
厥阴俞
心俞

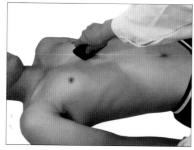

刮巨阙

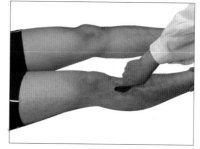

刮足三里

刮痧方法

在上图标注的穴位及部位刮痧，每穴 5~10 下，在厥阴俞、心俞、巨阙、足三里等部位用刮痧板点按 2~3 下。每天 1~2 次。

日常生活提示

注意保暖，保持心情舒畅，避免过度紧张、激动、生气等。饮食要清淡，少吃油腻及刺激性食物，同时戒烟酒。适当进行诸如太极拳类的体育锻炼。

血栓闭塞性脉管炎

血栓闭塞性脉管炎是一种进行缓慢的动脉内膜炎性病变，多发于40岁左右的吸烟男性。由于全层血管炎症、血管内膜增生、血栓形成以致动脉血管闭塞，导致严重的肢体缺血，最后形成肢体坏疽。表现为疼痛、发凉、间歇跛行、皮肤色泽改变、感觉异常以及游走性血栓性浅静脉炎。

取穴

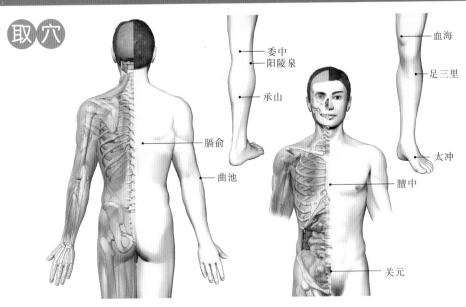

委中
阳陵泉
承山
血海
足三里
膈俞
曲池
太冲
膻中
关元

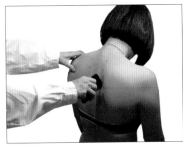

刮膈俞

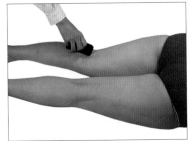

刮委中

刮痧方法

在上图标注的穴位及部位刮痧，每穴5~10下，在膈俞、曲池、关元、委中、承山、血海等部位用刮痧板点按2~3下。每天1~2次。

日常生活提示

保持心情舒畅，避免过度紧张、激动、生气等。饮食要清淡，少吃油腻及刺激性食物。吸烟与本病的发生、发展密切相关，应严格禁烟。适当进行诸如太极拳类的体育锻炼。

贫血

贫血是指循环血液中，红细胞和血红蛋白量低于正常。如男性红细胞数低于 4×10^{12}/升，血红蛋白量低于 12 克/升；女性红细胞数低于 3.5×10^{12}/升，血红蛋白量低于 11 克/升则为贫血。表现为皮肤和黏膜颜色苍白、疲乏无力、头晕眼花、耳鸣、记忆力减退，严重者可出现眩晕和晕厥、活动后心悸、气短、胸闷、恶心、呕吐、食欲不振、腹胀、腹泻等症。

取穴

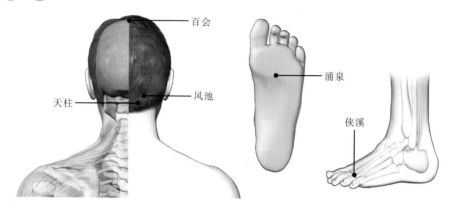

百会
涌泉
天柱
风池
侠溪

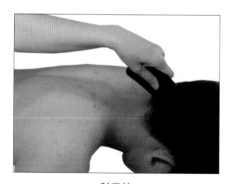

刮天柱

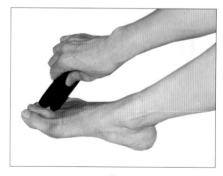

刮侠溪

刮痧方法

在上图标注的穴位及部位刮痧，每穴 5~10 下，在百会、天柱、涌泉、侠溪等部位用刮痧板点按 2~3 下。每天 1~2 次。

日常生活提示

注意原发病的治疗。保持心情舒畅，避免过度紧张、激动、生气等。饮食加强营养，避免疲劳。

白细胞减少症

白细胞减少症指白细胞数低于 $4×10^9$/升，表现为全身乏力、头昏、容易发生感染等。

血小板减少性紫癜

血小板减少性紫癜是由于血小板减少所引起的以皮肤、黏膜、内脏及其他组织的出血为特征的疾病。

取穴

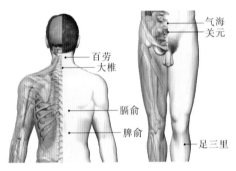

百劳
大椎
膈俞
脾俞
气海
关元
足三里

取穴

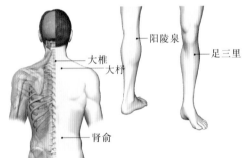

大椎
大杼
肾俞
阳陵泉
足三里

刮痧方法

在上图标注的穴位及部位刮痧，每穴 5~10 下，在大椎、脾俞、气海、足三里等部位用刮痧板点按 2~3 下。每天 1~2 次。

刮痧方法

在上图标注的穴位及部位刮痧，每穴 5~10 下，在大椎、肾俞、阳陵泉、足三里等部位用刮痧板点按 2~3 下。每天 1~2 次。力度较轻为宜，主要用于过敏性紫癜。

日常生活提示

注意原发病的治疗，保持心情舒畅，避免过度紧张、激动、生气等。饮食要清淡，少吃油腻及刺激性食物，加强营养，避免疲劳。可用红枣 10 枚、花生衣 10 克，水煎饮。

日常生活提示

注意原发病的治疗。保持心情舒畅，避免过度紧张、激动、生气等。饮食要清淡，少吃油腻及刺激性食物，加强营养。可选取食疗：花生米 20 粒、红枣 10 枚、粳米 100 克，加水煮粥食用。

神经衰弱

神经衰弱多见于脑力劳动及平时少运动者。临床表现有以下类型：一是精神疲劳、情绪上无自制能力、神经过敏、失眠、焦虑、抑郁、记忆力减退、头昏脑涨、少寐多梦、工作耐力差等；二是口淡乏味、食欲不振、胁痛腹胀、恶心嗳气、大便干燥或大便稀薄、心悸气短、性欲减退、月经失调等。

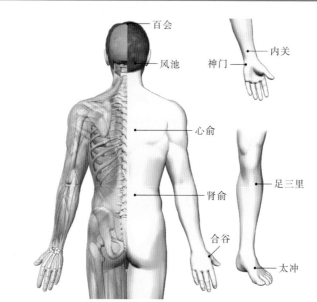

百会
风池
神门
内关
心俞
足三里
肾俞
合谷
太冲

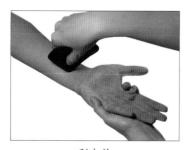

刮内关

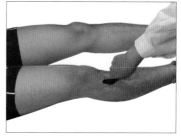

刮足三里

刮痧方法

在上图标注的穴位及部位刮痧，每穴 5~10 下，在风池、心俞、神门、足三里、太冲等部位用刮痧板点按 2~3 下。每天 1~2 次。

日常生活提示

合理安排休息与活动，宜适当地进行锻炼，如养鱼、种花、散步、练太极拳、做保健操、练气功等。每晚睡前搓双脚心各 100 下、摩腹 100 下，能促进快速入睡。

抑郁症

抑郁症表现为情绪抑郁焦虑、紧张恐惧、坐立不安、经常啼哭、食欲减退、失眠、消瘦、面色苍白，同时自责有罪，常把过去一些生活琐事重新提起，认为自己做了难以见人的事情，严重者可能突然自杀。

取穴

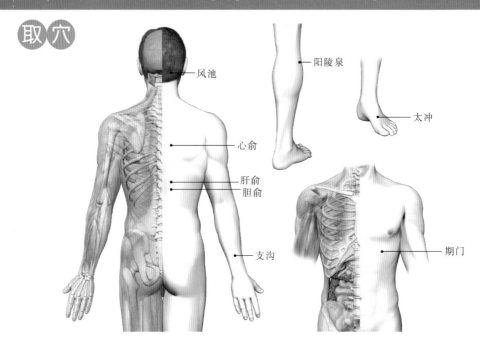

- 风池
- 阳陵泉
- 太冲
- 心俞
- 肝俞
- 胆俞
- 支沟
- 期门

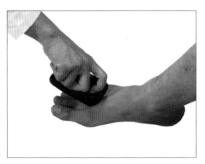
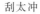

刮太冲

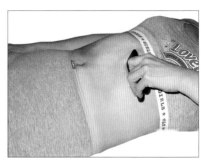

刮期门

刮痧方法

在上图标注的穴位及部位刮痧，每穴 5~10 下，在风池、心俞、肝俞、太冲、期门等部位用刮痧板点按 2~3 下。每天 1~2 次。

日常生活提示

保持心情舒畅，进行心理疏导，使患者尽快从悲观情绪中解脱出来。嘱患者每天按压太冲穴数次，可抒解不良情绪。饮食要清淡，少吃油腻及刺激性食物。

头痛、偏头痛

头痛是一种常见症状，可由感染性疾病、高血压、颅内压增高、头部血管痉挛、五官科疾病、神经衰弱等许多疾病引起。偏头痛发作前一般有视觉先兆，如闪光、黑矇或眩晕，可持续数小时到数天迁延难愈。

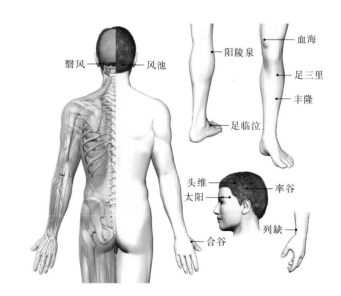

翳风　风池　阳陵泉　血海　足三里　丰隆　足临泣　头维　太阳　率谷　列缺　合谷

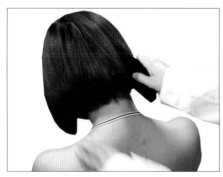

刮头维

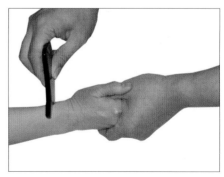

刮列缺

刮痧方法

在上图标注的穴位及部位刮痧，每穴5~10下，在风池、翳风、头维、太阳、合谷、列缺、丰隆、血海等部位用刮痧板点按2~3下。每天1~2次。

日常生活提示

头痛时，用热水洗手、泡脚，热水的温度以能够忍受为度。旋转头部运动：端坐，头部向上、向下、向左、向右正转、反转各10次。

眩晕

眩是眼花，晕是头晕，两者常同时并见，故称眩晕。轻者闭目片刻即止，重则天旋地转不定，无法站立。伴有恶心呕吐、出汗，甚至昏倒等症状。眩晕可由高血压、低血压、贫血、颈动脉供血不足、神经衰弱、梅尼埃综合征等很多原因引起。

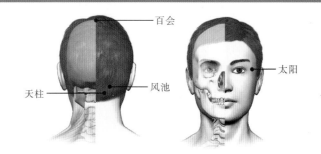

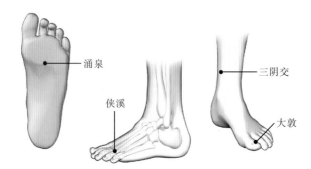

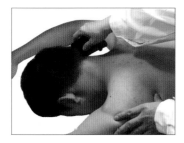

刮风池

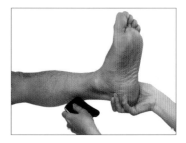

刮三阴交

刮痧方法

在上图标注的穴位及部位刮痧，每穴5~10下，在百会、风池、太阳、三阴交、涌泉等部位用刮痧板点按2~3下。每天1~2次。连治2~3个月。

日常生活提示

每天早、晚坚持用10个手指，并列在额上端发际处，往百会穴梳60次，再敲百会穴60下。然后活动头颅，前俯后仰、左右摆头后再左右转头，循环重复，再反方向做，共做30次。适当地进行锻炼，如养鱼、种花、散步、练太极拳、做保健操、练气功等。

癔症

癔症又名"歇斯底里"，多见于女性，发病年龄多在16~30岁之间。常因精神刺激而发病，有遗传性。临床表现为感觉性运动和自主神经功能紊乱，多数患者的性格具有感情用事、易受暗示、富于幻想和喜欢表现自己等特点，常呈阵发性发作。症状可由暗示而产生，也可由暗示而消失，如心理治疗。

取穴

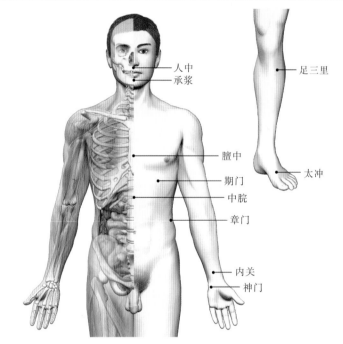

- 人中
- 承浆
- 足三里
- 膻中
- 期门
- 太冲
- 中脘
- 章门
- 内关
- 神门

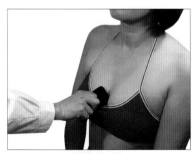

刮膻中

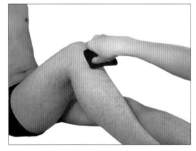

刮足三里

刮痧方法

在上图标注的穴位及部位刮痧，每穴5~10下，在人中、章门、内关、足三里、太冲等部位用刮痧板点按2~3下。每天1~2次。

日常生活提示

注意保持心情舒畅，避免过度紧张、激动、生气等。饮食要清淡，少吃油腻及刺激性食物。周围人对这样的患者要宽容，营造一个温馨、舒适的环境。

失眠

失眠是一种常见的睡眠障碍，指经常性睡眠不足，或不易入睡，或睡而易醒，或醒后不能再度入睡，甚至彻夜不眠。

嗜睡

嗜睡亦名多寐。表现为终日困倦，睡眠时间过长，旋即醒旋即睡，自觉头昏脑涨、神疲乏力。

取穴

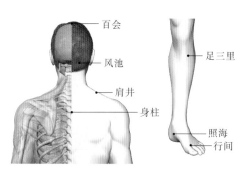

取穴

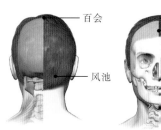
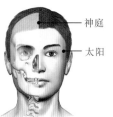

刮痧方法

在上图标注的穴位及部位刮痧，每穴5~10下，在百会、风池、足三里、行间、照海等部位用刮痧板点按2~3下。每天1~2次。

刮痧方法

在上图标注的穴位及部位刮痧，每穴5~10下，在百会、太阳、神庭、风池等部位用刮痧板点按2~3下。每天1~2次。

日常生活提示

合理安排休息与活动。一般患者宜适当地进行锻炼，如养鱼、种花、散步、练太极拳、做保健操、练气功等。每晚睡前搓双脚心各100下、摩腹100下，能促进快速入睡。

日常生活提示

每天早、晚坚持用10个手指，并列在额上端发际处，往百会穴梳60次，再敲百会穴60下。然后活动头颅，前俯后仰、左右摆头后再左右转头，循环重复，再反方向做，共做30次。适当地进行锻炼，如养鱼、种花、散步、练太极拳、做保健操、练气功等。

健忘

大脑是容易疲劳的器官，如果不注意适当休息，可引起记忆力减退、思维能力下降、反应迟钝等。年龄增大，记忆力减退，自我保健可延缓大脑衰老，减少老年痴呆症发生的可能。

取穴

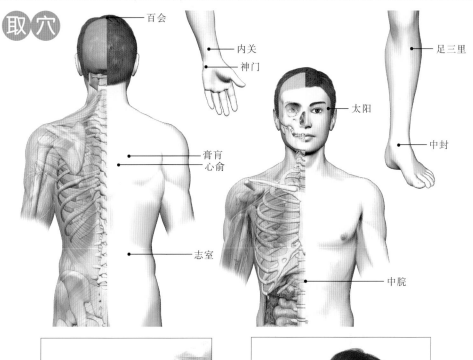

百会
内关
神门
足三里
太阳
膏肓
心俞
中封
志室
中脘

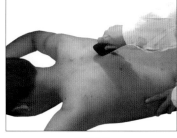

刮膏肓

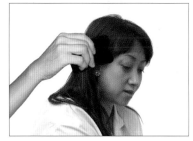

刮太阳

刮痧方法

在上图标注的穴位及部位刮痧，每穴 5~10 下，在太阳、膏肓、志室、中脘、内关、足二里等部位用刮痧板点按 2~3 下。每天 1~2 次。

日常生活提示

每天早、晚坚持用 10 个手指，并列在额上端发际处，往百会穴梳 60 次，再敲百会穴 60 下。然后活动头颅，前俯后仰、左右摆头后再左右转头，循环重复，再反方向做，共做 30 次。适当地进行锻炼，如养鱼、种花、散步、练太极拳、做保健操、练气功等。

脑萎缩

脑萎缩是老年脑质性精神病的一种。通常男性60岁以上，女性55岁以上，由于脑随着全身状况的衰老而发生慢性进行性智能衰退，脑组织发生器质性病变，导致脑神经功能障碍，从而出现一系列症状。如精神呆滞、记忆力减退、健忘、反应迟钝、语言错乱、行走不稳、行为异常、手足震颤、易怒、好猜疑等。严重者生活不能自理，需要专人护理。

取穴

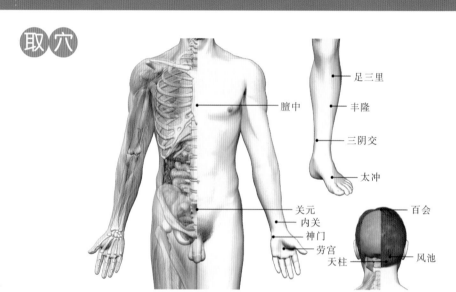

膻中
足三里
丰隆
三阴交
太冲
关元
内关
神门
劳宫
天柱
百会
风池

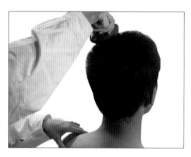

刮百会

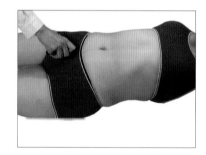

刮关元

刮痧方法

在上图标注的穴位及部位刮痧，每穴 5~10 下，在百会、风池、膻中、关元、内关、劳宫、足三里、三阴交、太冲等部位用刮痧板点按 2~3 下。每天 1~2 次。

日常生活提示

每天早晚坚持用木梳或牛角梳梳头，并以十指叩击头部 100 次。勿独处静室，宜多与人交流，多用脑。适当地进行锻炼，如养鱼、种花、散步、练太极拳、做保健操、练气功等。

中风后遗症

中风后遗症又称"偏瘫"，是因中风引起的一侧肢体瘫痪的后遗症。同时可有口角㖞斜、语言謇涩、口角流涎、吞咽困难等症状。

取穴

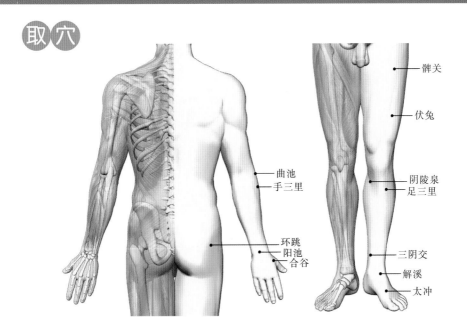

- 髀关
- 伏兔
- 阴陵泉
- 足三里
- 三阴交
- 解溪
- 太冲

- 曲池
- 手三里
- 环跳
- 阳池
- 合谷

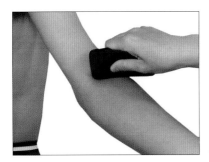

刮曲池

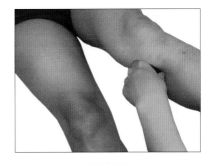

刮阴陵泉

刮痧方法

在上图标注的穴位及部位刮痧，每穴5~10下，在曲池、阳池、合谷、伏兔、足三里、解溪、太冲等部位用刮痧板点按2~3下。每天1~2次。

日常生活提示

平时注意调理饮食结构，应积极进行疏通经络的按摩。合理安排休息与活动。宜适当地进行体育锻炼。中风是复发率很高的疾病，应戒除不良饮食、生活习惯。

三叉神经痛

三叉神经痛可分为原发性和继发性两种。发作时，三叉神经分布区域内发生短暂的、阵发性的剧烈疼痛。短则几秒钟，长则半小时。

取穴

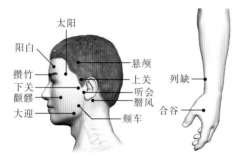

太阳
阳白
攒竹
下关
颧髎
大迎
悬颅
上关
听会
翳风
颊车
列缺
合谷

刮痧方法

在上述标注的穴位及部位刮痧，每穴5~10下。眼支痛在阳白、太阳、攒竹、列缺等部位用刮痧板点按2~3下。每天1~2次。上颌支痛在听会、上关、颧髎、合谷等部位用刮痧板点按2~3下。每天1~2次。下颌支痛在颊车、大迎、翳风、合谷等部位用刮痧板点按2~3下。每天1~2次。

日常生活提示

疼痛发作时，用热水洗手、泡脚，热水的温度以能够忍受为度。宜适当地进行锻炼，如养鱼、种花、散步、练太极拳、做保健操、练气功等。

面神经痉挛

面神经痉挛是一侧颜面肌肉不自主、不规则地抽搐，伴有失眠、头晕、头痛、耳鸣、注意力分散、记忆力减退等症状，患者十分痛苦。

取穴

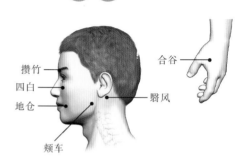

攒竹
四白
地仓
颊车
翳风
合谷

刮痧方法

在上图标注的穴位及部位刮痧，每穴5~10下，在攒竹、地仓、颊车、合谷等部位用刮痧板点按2~3下。每天1~2次。

日常生活提示

可配合局部按摩进行治疗：按揉合谷、足三里共3分钟，再用拇指推压患侧额部到太阳5分钟，按揉听宫、听会、下关、地仓、迎香、四白共5分钟。按揉患侧面颊部位，由鼻侧揉到近耳廓处，反复数遍，以有热感为宜。

周围性面神经瘫痪

周围性面神经瘫痪又称面瘫，主要症状为口角斜向健侧，患侧眼睛不能完全闭合。额纹、鼻唇沟变浅或消失。患者不能鼓腮、皱眉、蹙额。部分患者耳后疼痛，舌前 2/3 味觉减退或丧失，听觉过敏等。可发生于任何年龄和任何季节。多发生于一侧，双侧发病者较少见。

取穴

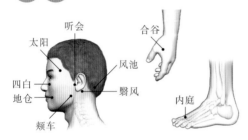

听会　合谷　太阳　风池　四白　翳风　地仓　内庭　颊车

刮痧方法

在上图标注的穴位及部位刮痧，每穴 5~10 下，在太阳、听会、颊车、翳风、风池、内庭、合谷等部位用刮痧板点按 2~3 下。每天 1~2 次。

日常生活提示

可配合局部按摩进行治疗：按揉合谷、内庭、足三里共 3 分钟，再用拇指推压患侧额部到太阳穴 5 分钟，按揉听宫、听会、下关、地仓、迎香、四白共 5 分钟。应及时治疗，一般超过 6 个月未愈会留下后遗症。

多发性周围神经炎

多发性周围神经炎是对称性的肢体远端感觉障碍和末梢神经营养机能障碍。表现为四肢远端麻木、刺痛、冷感、过敏、灼热、蚁走感等。

取穴

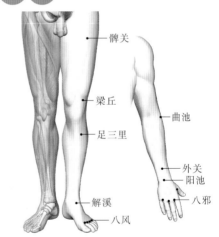

髀关　梁丘　足三里　曲池　外关　阳池　解溪　八邪　八风

刮痧方法

在上图标注的穴位及部位刮痧，每穴 5~10 下，在曲池、外关、八邪、八风、髀关、梁丘等部位用刮痧板点按 2~3 下。每天 1~2 次。

日常生活提示

合理安排休息与活动，宜适当地进行锻炼，注意生活起居，避免感冒。

甲状腺功能亢进

甲状腺功能亢进简称甲亢，是由多种因素引起的甲状腺激素分泌过多所致的一种常见内分泌疾病。表现为颈部甲状腺呈轻度弥漫性肿大、多食易饥、形体消瘦、怕热、心悸、多汗、全身倦怠乏力、体重明显减轻、多语、情绪激动、烦躁、失眠、震颤、手心热、眼球突出等。

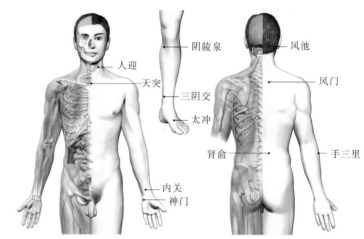

阴陵泉
人迎
天突
三阴交
太冲
风池
风门
肾俞
手三里
内关
神门

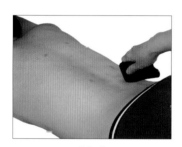

刮肾俞

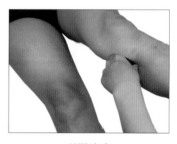

刮阴陵泉

刮痧方法

在上图标注的穴位及部位刮痧，每穴 5~10 下，在风池、肾俞、天突、内关、神门、太冲、阴陵泉、三阴交等部位用刮痧板点按 2~3 下。每天 1~2 次。

日常生活提示

保持心情舒畅，避免过度紧张、激动、生气等。饮食要清淡，少吃油腻及刺激性食物，减少碘元素的摄入，加强营养，避免疲劳。宜适当地进行锻炼，如养鱼、种花、散步、练太极拳、做保健操、练气功等。

肋间神经痛

肋间神经痛指一个或几个肋间部位沿肋间神经的分布发生经常性疼痛，并有发作性加剧的特征，常伴有相应皮肤区的感觉过敏以及肋骨边缘的压痛。

取穴

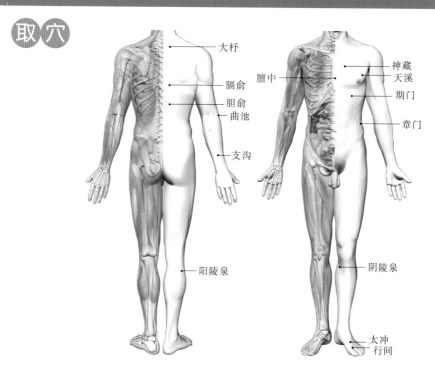

大杼
膈俞
胆俞
曲池
支沟
阳陵泉

膻中
神藏
天溪
期门
章门
阴陵泉
太冲
行间

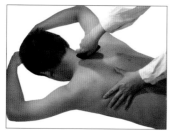

刮大杼

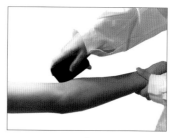

刮曲池

刮痧方法

在上图标注穴位及部位刮痧，每穴5~10下，在大杼、膈俞、曲池、膻中、期门、阳陵泉、阴陵泉、太冲等部位用刮痧板点按2~3下。并可刮疼痛相应节段的夹脊穴。每天1~2次。

日常生活提示

合理安排休息与活动，宜适当地进行锻炼，如养鱼、种花、散步、练太极拳、做保健操、练气功等，注意生活起居，避免感冒。

肥胖症

肥胖症是指人体脂肪过多，堆积于皮下组织及内脏间，形成体态臃肿、行动不便，久之会导致糖尿病、高血脂、高血压等症。

取穴

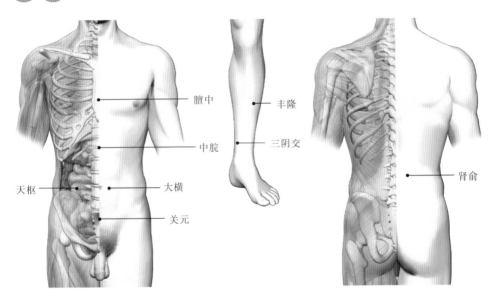

膻中
中脘
天枢
大横
关元
丰隆
三阴交
肾俞

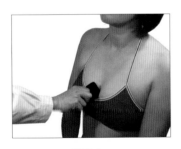

刮膻中

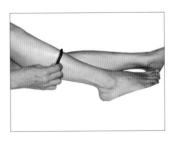

刮丰隆

刮痧方法

在上图标注的穴位及部位刮痧，每穴 5~10 下，在膻中、关元、肾俞、三阴交、丰隆等部位用刮痧板点按 2~3 下。每天 1~2 次。

日常生活提示

饮食要清淡，少吃油腻及刺激性食物，每顿饭七分饱即可，并尽量不吃零食，减少热量摄入。宜多进行体育锻炼，如跑步、快步走、打球、游泳、练健美操等，配合按摩腹部。

糖尿病

糖尿病是由于人体胰岛激素分泌相对或绝对不足而引起的糖、脂肪、蛋白质代谢紊乱的全身性疾病。典型症状为"三多一少"。"三多"即多食、多饮、多尿。"一少"即体重减少，消瘦。还有乏力、全身抵抗力降低、皮肤、外阴瘙痒、四肢麻木、月经失调、阳痿等症状。严重者可继发多发性疮疖、高血压、动脉硬化、中风、肾病、末梢神经炎、白内障等疾病。

取穴

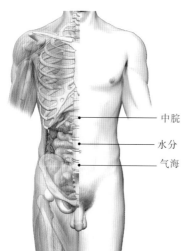
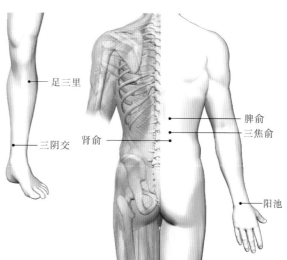

中脘
水分
气海
足三里
三阴交
肾俞
脾俞
三焦俞
阳池

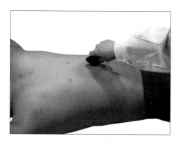

刮三焦俞

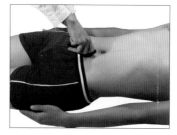

刮气海

刮痧方法

在上图标注的穴位及部位刮痧，每穴 5~10 下，在三焦俞、肾俞、中脘、气海、三阴交、足三里等部位用刮痧板点按 2~3 下。每天 1~2 次。

日常生活提示

饮食治疗是糖尿病病人不可忽视的重要方面，忌暴饮暴食，忌高糖、油腻、辛辣食品，避免肥胖。同时保持心情舒畅，坚持体育锻炼。养成良好的卫生习惯，注意皮肤清洁。

急性胃肠炎

急性胃肠炎多因暴饮暴食或吃不洁食物所引起，多在进食污染食品后数小时内发生。主要症状为腹痛、腹泻、恶心、呕吐等。腹泻次数从数次到几十次不等。大便稀薄甚如水样或如蛋花样，上腹部及脐周压痛。严重者可有发热、脱水，甚至血压下降、肌肉痉挛等现象。

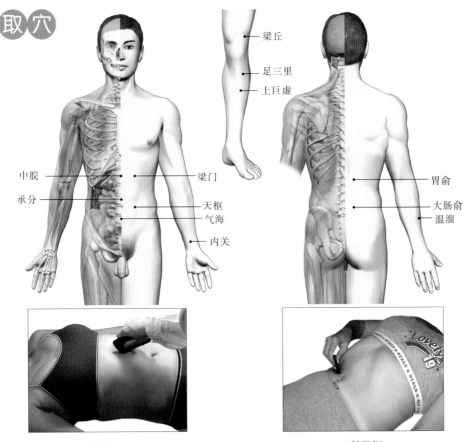

取穴

梁丘
足三里
上巨虚

中脘
承分
梁门
天枢
气海
内关

胃俞
大肠俞
温溜

刮中脘

刮天枢

刮痧方法

在上图标注的穴位及部位刮痧，每穴5~10下，在胃俞、中脘、天枢、气海、内关、足三里、上巨虚等部位用刮痧板点按2~3下。其中天枢、上巨虚是重点。每天1~2次。

日常生活提示

注意饮食卫生，不吃不洁食物。患病后多饮水，多休息。对饮食不洁引起的腹泻应让患者排泄干净，不能见泻止泻，以免留寇为患。

慢性胃炎

慢性胃炎大多数由急性胃炎转变而来。起病缓慢，常见症状为上腹部不适或疼痛、嗳气、恶心、呕吐、消化不良、泛酸等，有时进食后疼痛加剧，嗳气后感到舒服。如不及时治疗，可发展成胃溃疡及十二指肠溃疡。少数严重者可恶变成胃癌，切莫等闲视之。

取穴

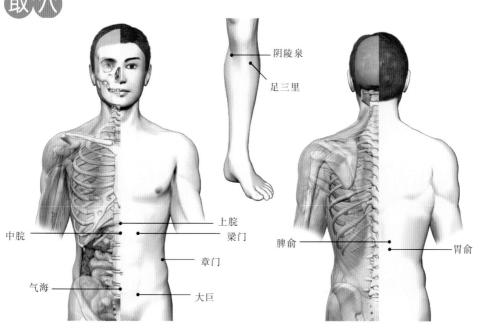

阴陵泉
足三里
上脘
梁门
章门
大巨
中脘
气海
脾俞
胃俞

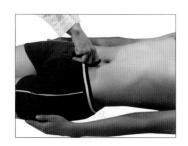

刮气海

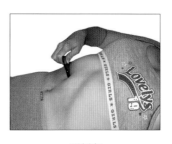

刮梁门

刮痧方法

在上图标注的穴位及部位刮痧，每穴 5~10 下，在胃俞、脾俞、气海、梁门、足三里、阴陵泉等部位用刮痧板点按 2~3 下。每天 1~2 次。

日常生活提示

保持心情舒畅，避免过度紧张、激动、生气等。饮食要清淡，少吃坚硬、寒凉、油腻、不易消化及刺激性食物。

胃、十二指肠溃疡

胃、十二指肠溃疡主要症状为上腹部疼痛、腹胀、嗳气、反酸、食欲减退等，呈周期性发作。一般与季节转变、过度疲劳、饮食失调等因素有关。疼痛以饥饿样不适和烧灼样疼痛较为多见。胃溃疡常在剑突下或偏左部位，于饭后半小时至2小时之内发生疼痛。十二指肠溃疡则多在剑突下偏右部位，于饭后3~4小时后疼痛，或经常在半夜发生疼痛。

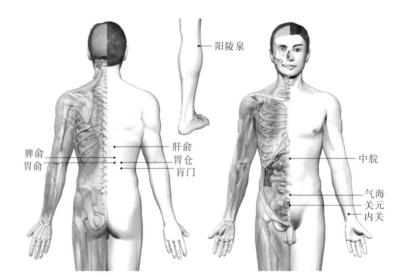

阳陵泉

脾俞
胃俞

肝俞
胃仓
肓门

中脘

气海
关元
内关

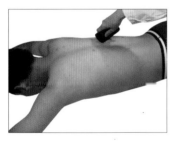

刮胃仓

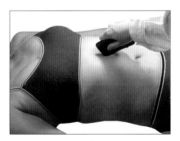

刮中脘

刮痧方法

在上图标注的穴位及部位刮痧，每穴5~10下，在胃俞、胃仓、中脘、气海、内关、阳陵泉等部位用刮痧板点按2~3下。每天1~2次。

日常生活提示

保持心情舒畅，避免过度紧张、激动、生气等。饮食要清淡，少吃油腻及刺激性食物。忌暴饮暴食，禁酒。

胃下垂

胃下垂是由于胃壁及腹部肌肉松弛所致，由于长期饮食失节、劳累过度，导致中气下陷、升降失常所致。表现为腹部胀痛，尤以饭后加重。伴有恶心、嗳气、呕吐，并有全身乏力、头晕、便秘或腹泻等症状。

取穴

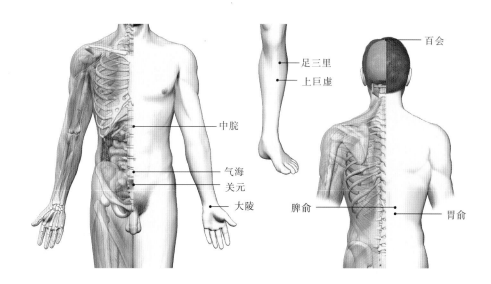

- 百会
- 足三里
- 上巨虚
- 中脘
- 气海
- 关元
- 大陵
- 脾俞
- 胃俞

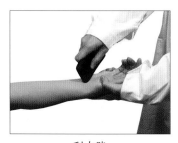

刮大陵

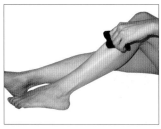

刮上巨虚

刮痧方法

在上图标注的穴位及部位刮痧，每穴 5~10 下，在百会、中脘、大陵、关元、足三里、上巨虚等部位用刮痧板点按 2~3 下。每天 1~2 次。

日常生活提示

保持心情舒畅，避免过度紧张、激动、生气等。饮食要清淡，少吃油腻及刺激性食物。饭后切勿立即运动。

慢性结肠炎

慢性结肠炎是一种原因不明的结肠非特异性炎症，主要累及直肠和乙状结肠，也可侵及其他部位或全部结肠。主要表现为腹痛、腹泻或里急后重、粪便带有黏液或脓血，病情进展缓慢，轻重不一，常反复发作，以青壮年患本病者较多。

取穴

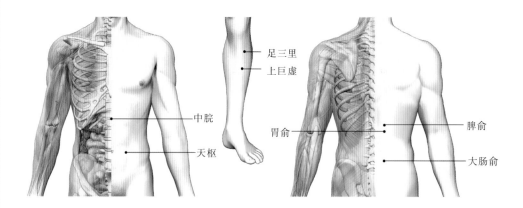

- 足三里
- 上巨虚
- 中脘
- 天枢
- 胃俞
- 脾俞
- 大肠俞

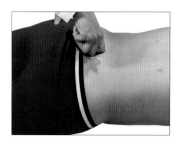

刮大肠俞

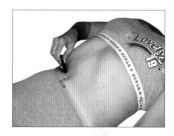

刮天枢

刮痧方法

在上图标注的穴位及部位刮痧，每穴 5~10 下，在大肠俞、中脘、天枢、足三里、上巨虚等部位用刮痧板点按 2~3 下。每天 1~2 次。

日常生活提示

保持心情舒畅，避免过度紧张、激动、生气等。饮食要清淡，少吃油腻、坚硬、寒凉及刺激性食物。配合经常按揉腹部。

胃肠神经官能症

胃肠神经官能症是由肠胃神经功能紊乱引起的胃肠运动、分泌和吸收功能紊乱，但无器质性病变。精神因素是发病的主要原因，如情绪紧张、焦虑、烦恼、意外不幸等，饮食过度也会造成本病。

取穴

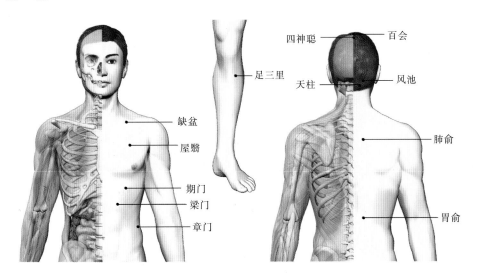

四神聪
百会
天柱
风池
足三里
缺盆
屋翳
肺俞
期门
梁门
章门
胃俞

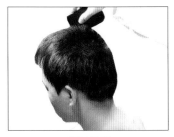

刮四神聪

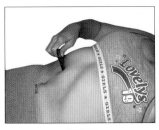

刮梁门

刮痧方法

在图标注的述穴位及部位刮痧，每穴 5~10 下，在四神聪、天柱、脾俞、胃俞、期门、梁门、足三里等部位用刮痧板点按 2~3 下。每天 1~2 次。

日常生活提示

保持心情舒畅，避免过度紧张、激动、生气等。饮食要清淡，少吃油腻及刺激性食物。

胰腺炎

胰腺炎常由于蛋白质不足、长期慢性酒精中毒以及胰胆管系统阻塞性疾病而发病，也有不明原因者。胰腺炎可分为急性、慢性两种。急性胰腺炎的主要症状是：突然发作持续性剧烈上腹部疼痛，并向左上腹、左背或肩部放射，伴有恶心、呕吐、发冷、发热等症状。严重时可发生腹膜炎，甚至休克。慢性胰腺炎的症状为反复急性发作，日久会引起胰腺功能不足，出现黄疸、腹痛、脂肪泻、肉质泻等。

取穴

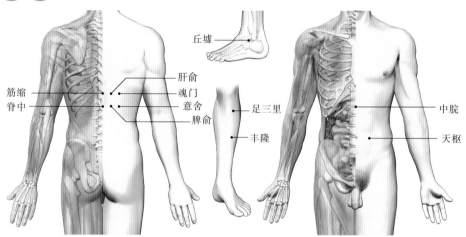

丘墟
肝俞
筋缩　魂门
脊中　意舍
　　脾俞
足三里
丰隆
中脘
天枢

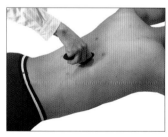

刮肝俞

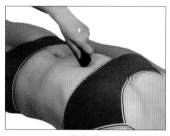

刮中脘

刮痧方法

在上图标注的穴位及部位刮痧，每穴 5~10 下，在脾俞、肝俞、中脘、天枢、足三里、丰隆等部位用刮痧板点按 2~3 下。每天 1~2 次。

日常生活提示

保持心情舒畅，避免过度紧张、激动、生气等。饮食要清淡，少吃油腻及刺激性食物。急性胰腺炎应速到正规医院救治。

慢性阑尾炎

慢性阑尾炎多由急性阑尾炎转变而来。表现为下腹隐痛、低热、倦怠等。

取穴

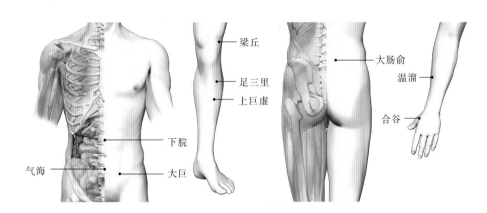

梁丘
足三里
上巨虚
下脘
气海
大巨
大肠俞
温溜
合谷

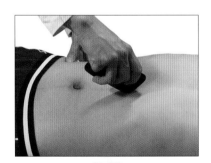

刮下脘

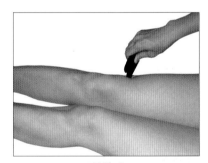

刮梁丘

刮痧方法

在上图标注的穴位及部位刮痧，每穴 5~10 下，在大肠俞、下脘、气海、梁丘、足三里等部位用刮痧板点按 2~3 下。每天 1~2 次。

日常生活提示

在后腰两肾部位上、下推揉 30 次。坚持按摩 1~2 个月。保持心情舒畅，避免过度紧张、激动、生气等。饮食要清淡，少吃油腻及刺激性食物。

慢性胆囊炎

慢性胆囊炎是胆囊的慢性病变，绝大多数病人都伴有胆囊结石，极少数是由细菌或寄生虫所引起。多长期无症状表现，但有部分病人有右上腹或中上腹疼痛，有的还有右肩背难受或在晚上或晚餐后右肩部疼痛等症状。如有胆石嵌顿，则可发生右上腹难以忍受的胆绞痛，常持续 15~60 分钟，同时伴有恶心、呕吐、饱胀、烧心、打嗝、反胃等症状。有的表现为消化不良，对脂肪饮食难以忍受。通过 B 超检查，多可明确诊断。

取穴

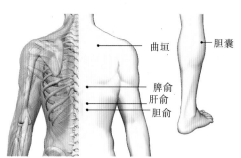
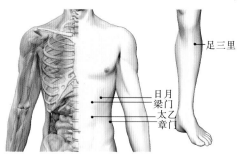

曲垣　胆囊
脾俞　肝俞　胆俞
足三里
日月　梁门　太乙　章门

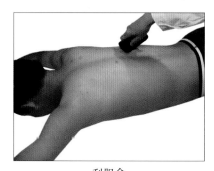

刮胆俞　　　　刮章门

刮痧方法

在上图标注的穴位及部位刮痧，每穴 5~10 下，在胆俞、章门、日月、梁门、胆囊等部位用刮痧板点按 2~3 下。每天 1~2 次。

日常生活提示

配合局部按摩：按揉肝俞、胆俞各 2 分钟。按揉足三里、胆囊穴各 1 分钟。保持心情舒畅，避免过度紧张、激动、生气等。饮食要清淡，少吃油腻及刺激性食物。

胆石症

胆石症的病因和发病机理尚未完全明了，一般认为胆汁郁积、胆道细菌和寄生虫感染以及胆固醇代谢失调为发病的主要因素，且常由综合性因素形成。平时大多无症状，常在饱餐或进高脂肪饮食后数小时出现中上腹或右上腹疼痛，并逐渐加重至难以忍受的剧烈程度，疼痛常向右肩胛处或右肩部放射，同时可伴有大汗淋漓、面色苍白、恶心、呕吐等症状。胆绞痛发作后可出现轻度黄疸及发热。

取穴

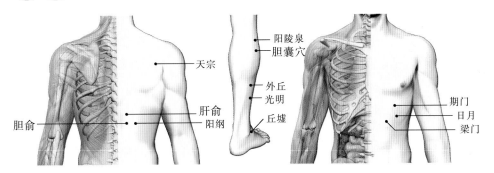

天宗　肝俞　阳纲　胆俞　阳陵泉　胆囊穴　外丘　光明　丘墟　期门　日月　梁门

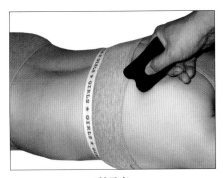

刮天宗

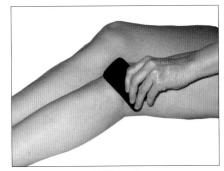

刮阳陵泉

刮痧方法

在上图标注穴位及部位刮痧，每穴5~10下，在天宗、期门、日月、梁门、阳陵泉、光明等部位用刮痧板点按2~3下。每天1~2次。

日常生活提示

配合局部按摩：按揉肝俞、胆俞各2分钟。按揉三阴交、胆囊穴各1分钟。保持心情舒畅，避免过度紧张、激动、生气等。饮食要清淡，少吃油腻及刺激性食物。

便秘

便秘是指大便秘结不通，排便时间延长、大便干燥，或虽有便意，但排便困难，多为大肠的传导功能失常，粪便在肠道内停留时间过久，水分被过度吸收而导致大便干燥所造成。发病原因有多种，如病后气虚，肠胃燥热，蔬菜、水果进食过少，辛辣肥腻食物进食过多等。也有因排便习惯不规则而造成。老年人便秘多与体质虚弱、腹壁松弛、消化功能减退有关。

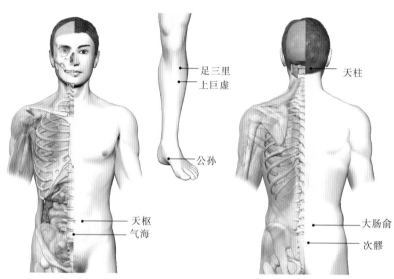

足三里
上巨虚
公孙
天柱
天枢
气海
大肠俞
次髎

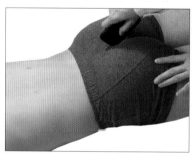

刮次髎

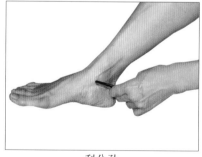

刮公孙

刮痧方法

在上图标注的穴位及部位刮痧，每穴5~10下，在大肠俞、次髎、公孙等部位用刮痧板点按2~3下。每天1~2次。

日常生活提示

养成定时排便的习惯，多食含有纤维的食物。合理安排休息与活动，适当进行体育锻炼。老年人如无糖尿病，晨起可空腹服一汤匙的白开水冲化的白蜜，可起到润肺、滑肠的作用。

急、慢性肝炎

急、慢性肝炎是由肝炎病毒引起的常见消化道传染病。其主要病变为肝细胞变性坏死及肝脏间质炎性浸润，常见的有甲型和乙型两种。甲型肝炎主要是通过日常生活接触，水、食物或经口传播，一般不会迁延成慢性。乙型肝炎主要是通过输入带有肝炎病毒的血液、血制品，或通过消毒不严的注射器而传染。

取穴

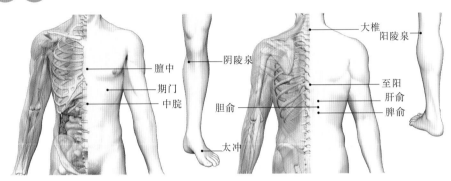

大椎
阳陵泉
膻中
阴陵泉
期门
中脘
胆俞
至阳
肝俞
脾俞
太冲

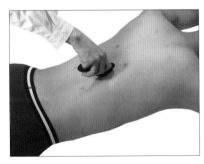

刮肝俞

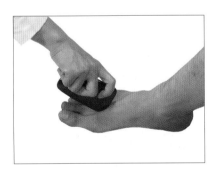

刮太冲

刮痧方法

在上图标注的穴位及部位刮痧，每穴 5~10 下，在大椎、肝俞、胆俞、中脘、期门、太冲等部位用刮痧板点按 2~3 下。每天 1~2 次。

日常生活提示

合理安排休息与活动，注意生活起居。保持心情舒畅，避免过度紧张、激动、生气等。饮食要清淡，少吃油腻及刺激性食物。

肝硬化

肝硬化是各种致病因素持久或反复损害肝脏组织细胞，同时结缔组织弥漫性增生所导致。多由慢性肝炎、血吸虫感染、饮酒、营养不良、长期少量的化学品中毒所造成。表现为肝功能减退、脾脏肿大、腹水、腹壁静脉曲张、食欲不振、消瘦无力、衄血、贫血，晚期还会出现吐血、便血等症状。

取穴

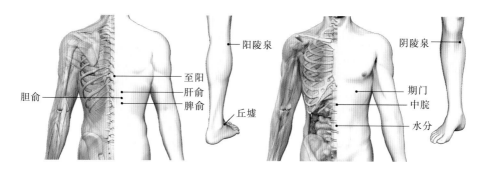

胆俞　至阳　肝俞　脾俞　阳陵泉　丘墟　阴陵泉　期门　中脘　水分

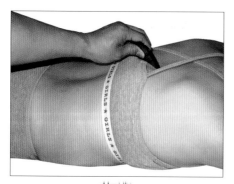

刮至阳

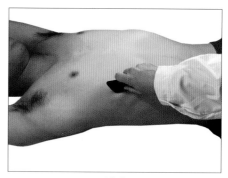

刮期门

刮痧方法

在上图标注的穴位及部位刮痧，每穴 5~10 下，在至阳、肝俞、上脘、期门、阳陵泉、阴陵泉等部位用刮痧板点按 2~3 下。每天 1~2 次。

日常生活提示

合理安排休息与活动，注意生活起居。保持心情舒畅，避免过度紧张、激动、生气等。饮食要清淡，少吃油腻及刺激性食物。

前列腺炎 前列腺增生

前列腺炎可由各种原因引起。表现为会阴、精索、睾丸不适，腰痛、轻度尿频、尿道刺痛、尿道有分泌物溢出等。

前列腺增生是最常见的男性老年性疾病。表现为排尿次数逐渐增加，同时出现排尿无力、射程缩短、尿流变细等。

取穴

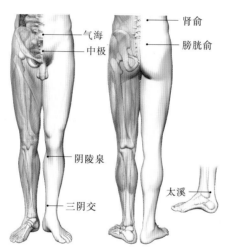

气海
中极
肾俞
膀胱俞
阴陵泉
太溪
三阴交

刮痧方法

在上图标注的穴位及部位刮痧，每穴5~10下，在膀胱俞、气海、三阴交、太溪等部位用刮痧板点按2~3下。每天1~2次。

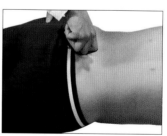

刮膀胱俞

日常生活提示

合理安排休息与活动，注意生活起居，保持心情舒畅，避免过度紧张、激动、生气等。饮食要清淡，少吃油腻及刺激性食物。多喝水，多排尿，以冲洗尿道。

日常生活提示

注意饮食起居，节制或避免房事。平时可打太极拳等增强体质，但不要过于疲劳。每天可温水坐浴20~30分钟，有助于缓解症状。

肾、输尿管结石

肾、输尿管结石发生于肾脏、膀胱、尿道、输尿管等泌尿系统部位。初期腰痛较轻或仅有不适感，有时小便未排完而尿流中断。如在盆中排尿，有时可听到结石撞击声。严重者腰痛剧烈，并向阴部放射，伴有面色苍白、恶心、呕吐、大汗淋漓，甚至休克。尿检可见大量红细胞，出血量多者肉眼可见红色或粉红色血尿。

取穴

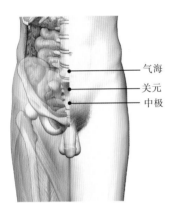
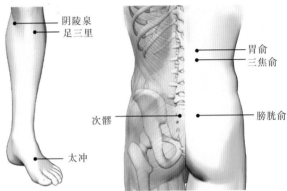

气海
关元
中极

阴陵泉
足三里
太冲

胃俞
三焦俞
次髎
膀胱俞

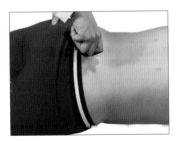

刮膀胱俞

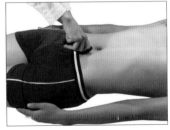

刮气海

刮痧方法

在上图标注的穴位及部位刮痧，每穴 5~10 下，在三焦俞、膀胱俞、次髎、中极、气海、关元、足三里等部位用刮痧板点按 2~3 下。每天 1~2 次。

日常生活提示

合理安排休息与活动，注意生活起居。保持心情舒畅。饮食要清淡，少吃油腻及刺激性食物。肾结石患者不应剧烈运动，尤其蹦跳类动作，勿大量饮水及食用如西瓜类水果，可采取体外超声碎石。

泌尿系统感染

泌尿系统感染为泌尿系统感染了致病菌所致，产生尿急、尿痛、尿频等尿路刺激症状，还可伴有发热、全身不适、下腹坠胀、腰部酸痛等。多由大肠埃希菌、链球菌、葡萄球菌逆行感染而引起尿道、膀胱、输尿管、肾盂等发炎所致。

取穴

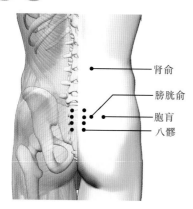
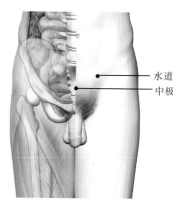
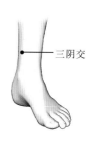

肾俞
膀胱俞
胞肓
八髎
水道
中极
三阴交

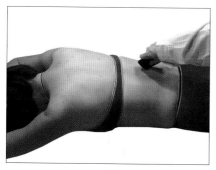

刮肾俞

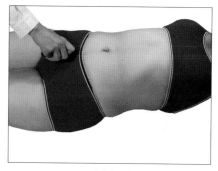

刮中极道

刮痧方法

在上图标注的穴位及部位刮痧，每穴 5~10 下，在肾俞、八髎、水道、中极、三阴交等部位用刮痧板点按 2~3 下。每天 1~2 次。

日常生活提示

合理安排休息与活动，注意生活起居。保持心情舒畅，避免过度紧张、激动、生气等。饮食要清淡，少吃油腻及刺激性食物。多喝水，多排尿，以冲洗尿道。

脱肛

脱肛是直肠黏膜、肛管、直肠及部分乙状结肠向下移位，脱出肛门外的疾病。脱肛一般可分为 3 期：初期、中期、后期。初期可见脱出物淡红色，约 3~5 厘米长，柔软，无弹性，无血便，大便后能自然回复。中期可见直肠全层脱出，约 5~10 厘米长，呈圆锥形，淡红色，表面为环状而有层次的黏膜皱襞，较厚，肛门松弛，大便后需用手内顶才能回复。后期可见直肠及部分乙状结肠脱出，长达 10 厘米，呈圆柱形，很厚，肛门松弛无力等。

 取穴

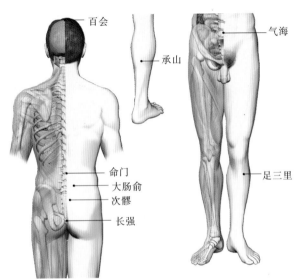

百会
承山
气海
命门
大肠俞
次髎
长强
足三里

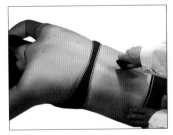

刮命门

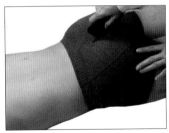

刮长强

刮痧方法

在上图标注的穴位及部位刮痧，每穴 5~10 下，在百会、命门、长强、气海等部位用刮痧板点按 2~3 下。每天 1~2 次。

日常生活提示

合理安排休息与活动，注意生活起居。保持心情舒畅，避免过度紧张、激动、生气等。饮食要清淡，少吃油腻及刺激性食物。养成定时排便习惯，防止便秘发生。

痔疮

痔疮是指直肠末端黏膜下和肛管皮下静脉丛发生扩大、曲张所形成的柔软静脉团，多见于成年人。因其发生的部位不同而分为内痔、外痔、混合痔。发生原因是由于饮食不节、过食厚味、生冷、辛辣食物而使肠胃受损等所致。

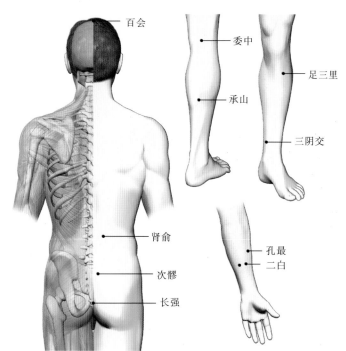

百会·委中·足三里·承山·三阴交·肾俞·次髎·长强·孔最·二白

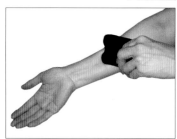

刮孔最

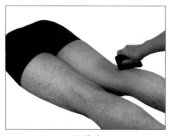
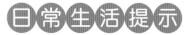

刮委中

刮痧方法

在上图标注的穴位及部位刮痧，每穴5~10下，在百会、长强、孔最、委中、二阴交等部位用刮痧板点按2~3下。每天1~2次。

日常生活提示

合理安排休息与活动，注意生活起居。保持心情舒畅，避免过度紧张、激动、生气等。饮食要清淡，多吃富含纤维食物，少吃油腻及刺激性食物，防止便秘发生。

慢性肾小球肾炎

急性肾小球肾炎未彻底痊愈，蛋白尿、血尿、管型尿、水肿、高血压等症状未能完全消失，病程超过一年者，称为慢性肾小球肾炎，也有发现时即为慢性者，简称慢性肾炎。病程长者可达数十年之久。本病后期，大多数患者有水肿、贫血、高血压和肾功能不全。

取穴

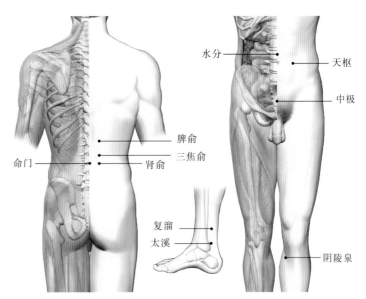

水分
天枢
中极
脾俞
三焦俞
命门
肾俞
复溜
太溪
阴陵泉

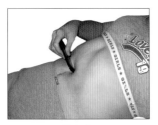

刮水分

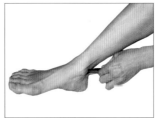

刮太溪

刮痧方法

在上图标注的穴位及部位刮痧，每穴 5~10 下，在命门、肾俞、天枢、水分、中极、太溪等部位用刮痧板点按 2~3 下。每天 1~2 次。

日常生活提示

合理安排休息与活动，注意生活起居，保持心情舒畅。避免过度紧张、激动、生气等。饮食要清淡，低盐饮食，少吃油腻及刺激性食物。平时注意保暖，防止感冒发生，忌烟酒。

遗精

遗精是指不因性生活而精液自行泄出的病症。中医称为精关不固，多因肾气不足、肾阴亏虚、湿热下注等引起。与思淫过度、性交不节等有关。如有梦而遗，称为梦遗。未婚青壮年偶尔遗精，属于精满则溢，是正常现象，不必治疗。

取穴

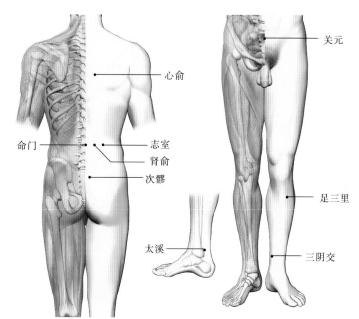

- 关元
- 心俞
- 命门
- 志室
- 肾俞
- 次髎
- 足三里
- 太溪
- 三阴交

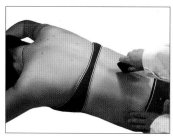

刮命门

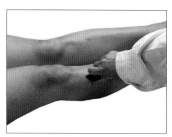

刮足三里

刮痧方法

在上图标注的穴位及部位刮痧，每穴 5~10 下，在命门、志室、关元、足二里等部位用刮痧板点按 2~3 下。每天 1~2 次。

日常生活提示

合理安排休息与活动，注意生活起居。保持心情舒畅，避免过度紧张、激动、生气等。饮食要清淡，少吃油腻及刺激性食物。配合局部按摩，用拇指指尖反复按压太溪、足三里、关元穴各 1 分钟。

早泄

早泄是指性交时，男女双方性器官尚未接触，或刚接触时，或交合时间甚短即已泄精。长期手淫和纵欲过度，以及患有慢性尿道炎、龟头炎、尿道敏感等疾病均可造成。其中精神因素是主要原因。越是紧张、恐惧，越容易出现早泄。

取穴

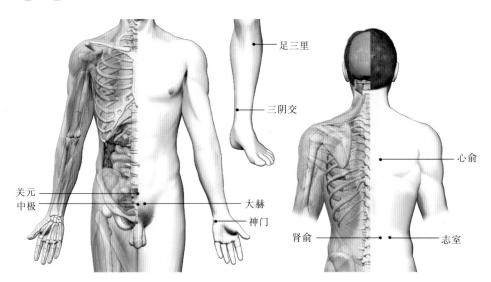

- 足三里
- 三阴交
- 关元
- 中极
- 大赫
- 神门
- 心俞
- 肾俞
- 志室

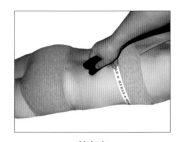

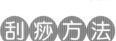

刮志室

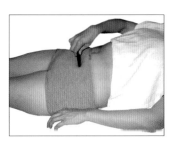

刮关元

刮痧方法

在上图标注的穴位及部位刮痧，每穴 5~10 下，在心俞、肾俞、志室、关元、大赫、神门、中极、足三里、三阴交等部位用刮痧板点按 2~3 下。每天 1~2 次。

日常生活提示

合理安排休息与活动，注意生活起居。保持心情舒畅，避免过度紧张、激动、生气等。饮食要清淡，少吃油腻及刺激性食物。配合局部按摩，用拇指指尖反复按压三阴交、足三里、关元穴各 1 分钟。

阳痿

性交时阴茎不能勃起，或虽能勃起，但硬度不够，不能完成性交的称为阳痿。阳痿的原因主要可分为器质性和精神性两大类。大多数属于精神性的。对此类患者除了精神上进行有效的调节之外，应用刮痧，可以缓解和治疗。

取穴

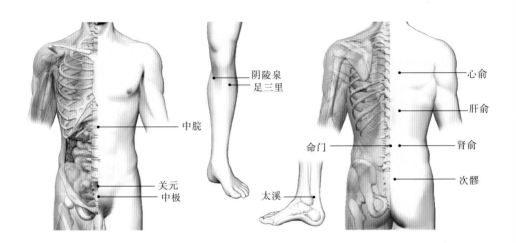

阴陵泉
足三里

中脘

关元
中极

命门

太溪

心俞

肝俞

肾俞

次髎

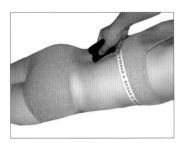

刮命门

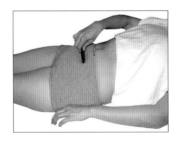

刮关元

刮痧方法

在上图标注的穴位及部位刮痧，每穴 5~10 下，在肾俞、次髎、命门、中脘、关元、足三里、太溪等部位用刮痧板点按 2~3 下。每天 1~2 次。

日常生活提示

合理安排休息与活动，注意生活起居。保持心情舒畅，避免过度紧张、激动、生气等。饮食要清淡，少吃油腻及刺激性食物。配合局部按摩，用拇指指尖反复按压太溪、足三里、关元穴各 1 分钟。

腰椎间盘突出症

腰椎间盘突出症表现为先腰痛而后腿痛，腿痛重时则不觉腰痛。腿痛的部位在大腿后方、小腿外后方、足背外侧。行走困难，当直腿抬高、咳嗽、打喷嚏、用力大便时腰痛加重。

取穴

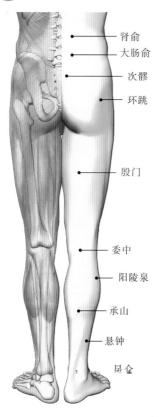

- 肾俞
- 大肠俞
- 次髎
- 环跳
- 殷门
- 委中
- 阳陵泉
- 承山
- 悬钟
- 昆仑

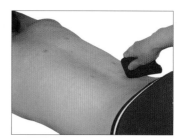

刮肾俞

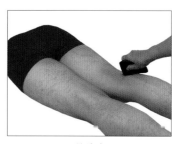

刮委中

刮痧方法

在上图标注的穴位及部位刮痧，每穴5~10下，在肾俞、大肠俞、次髎、环跳、殷门、委中、阳陵泉等部位用刮痧板点按2~3下。每天1~2次。

日常生活提示

患病期间按医生嘱咐，多休息。勿请非正规医生在患部按摩。本病多与平时缺乏运动导致腹部肌肉无力有关，所以要平时多进行体育锻炼，尤其是腰部肌肉的锻炼。

网球肘

网球肘是一种慢性劳损性疾病。表现为肘外侧酸痛，前臂旋转、提拉时疼痛更甚，并向手腕方向放散，提拿重物时觉得无力。

腱鞘炎

腱鞘炎表现为桡骨茎突处或拇指掌指关节周围非常疼痛，拇指活动受阻。腱鞘炎的发生主要是因为手指频繁大量重复运动，如弹琴，织毛衣、十字绣等，引起肌腱及腱鞘发生炎症。

取穴

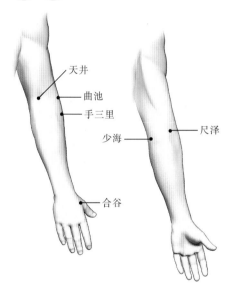

天井
曲池
手三里
少海
尺泽
合谷

取穴

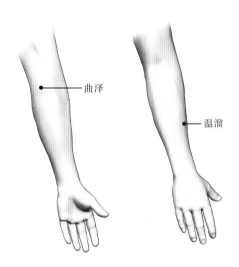

曲泽
温溜

刮痧方法

先在阿是穴即疼痛部位刮痧，然后在上图标注的穴位及部位刮痧，每穴5~10下，在曲池、合谷、天井、尺泽等部位用刮痧板点按2~3下。每天1~2次。

日常生活提示

合理安排休息与活动，患病期间按医生嘱咐去做，多休息。勿请非正规医生在患部按摩。

刮痧方法

先重点在阿是穴刮痧5~10下，然后在上图标注的穴位及部位刮痧，每穴5~10下，在曲泽、肱二头肌、温溜、外屈拇长肌、伸拇短肌等部位用刮痧板点按2~3下。每天1~2次。

日常生活提示

勿长时间从事手指频繁运动的活动，中间适当休息，做些别的运动。病情严重者可接受针灸治疗。

肩周炎

肩周炎俗称漏肩风、肩凝症。因发病年龄多在50岁上下，所以本症又称五十肩。女性多于男性。主要表现为早期肩关节周围阵痛，以后发展为肩关节周围肌肉粘连，活动不利。白天较轻，晚间较重。手臂上举不便，后弯困难，梳头、脱衣、叉腰等动作难以完成。后期肩部肌肉可有痉挛或萎缩。

取穴

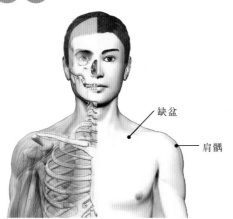

缺盆
肩髃

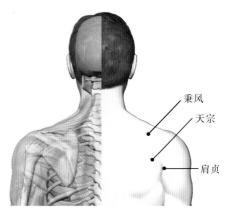

秉风
天宗
肩贞

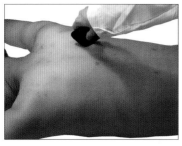

刮天宗

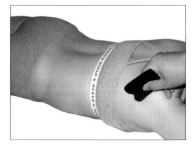

刮肩贞

刮痧方法

在上图标注的穴位及部位刮痧，每穴 5~10 下，在肩髃、肩贞、天宗等部位用刮痧板点按 2~3 下。每天 1~2 次。

日常生活提示

患病期间按医生嘱咐去做，多休息。勿请非正规医生在患部按摩。平时多练习"爬墙"，即距墙 1 米面向墙站立，先健肢后患肢逐步向上伸展，伸展到最高后胸部下压做类似俯卧撑动作。此时会有疼痛，需忍耐，坚持下去，病情会逐步好转。

膝关节炎

膝关节炎又称增生性膝关节炎，是中老年人常见的疾病。以肥胖老年妇女更为多见。主要表现为膝关节部位疼痛、无力，走路以及上下楼梯时疼痛加剧，疼痛可放射到腘窝、小腿或踝关节部位，有的患者膝关节活动稍受限。

取穴

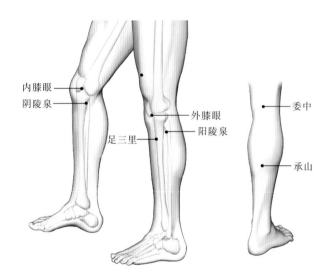

内膝眼
阴陵泉
外膝眼
阳陵泉
足三里
委中
承山

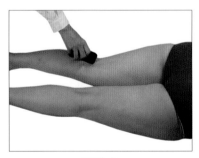

刮委中

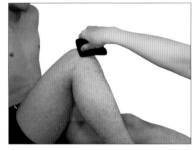

刮外膝眼

刮痧方法

在上图标注的穴位及部位刮痧，每穴5~10下，在委中、阳陵泉、承山、外膝眼、内膝眼、阴陵泉等部位用刮痧板点按 2~3 下。每天 1~2 次。

日常生活提示

合理安排休息与活动，患病期间按医生嘱咐去做，多休息。勿请非正规医生在患部按摩。

落枕

落枕多因睡眠时姿势不当或受风寒侵袭，造成颈部经络不通，气血运行不畅，也有在工作中不慎或猛然转动头部所致。临床表现为颈部强直、牵引作痛，俯仰、转动受阻，并向一侧歪斜。频繁、长时间落枕往往是由颈椎病引起的。

取穴

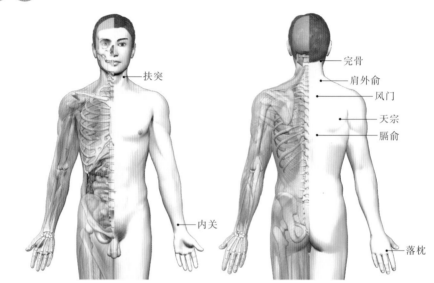

扶突

完骨
肩外俞
风门
天宗
膈俞

内关

落枕

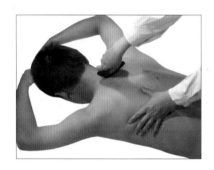

刮风门

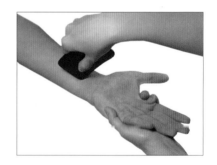

刮内关

刮痧方法

在上图标注的穴位及部位刮痧，每穴 5~10 下，在风门、膈俞、膻中、内关、手上落枕穴等部位用刮痧板点按 2~3 下。每天 1~2 次。

日常生活提示

合理安排休息与活动，患病期间按医生嘱咐去做，多休息。勿请非正规医生在患部按摩。睡觉时宜枕高矮合适的枕头，以侧卧时脊柱呈水平为宜。

颈椎病

颈椎病是指颈椎退行性改变或颈部软组织病变所引起的综合征。多发于中老年人。主要症状为颈、肩、臂疼痛，上肢麻木，颈部活动受阻，或有眩晕、恶心、耳鸣、耳聋、视物不清等症状，甚至出现上下肢活动障碍、痉挛及瘫痪。

取穴

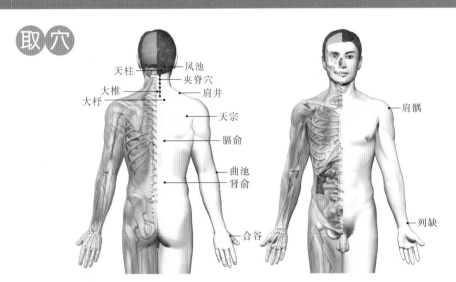

天柱　风池
　　　夹脊穴
大椎　肩井
大杼
　　　天宗
　　　膈俞
　　　曲池
　　　肾俞
　　　合谷

肩髃
列缺

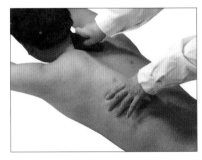

刮大椎

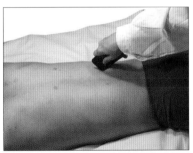

刮肾俞

刮痧方法

在上图标注的穴位及部位刮痧，每穴5~10下，在风池、天柱、大椎、肩井、天宗、列缺、合谷等部位用刮痧板点按2~3下。每天1~2次。

日常生活提示

合理安排休息与活动，患病期间按医生嘱咐去做，多休息。勿请非正规医生在患部按摩。在手法转动颈部时，切忌突然发力及转动幅度过大，以防不测。长期伏案工作或学习时，每隔一小时应站起活动颈部及腰部。换高矮合适的枕头。

骨质疏松症

骨质疏松症是骨质已经发生了变化，导致骨骼脆性增加和容易发生骨折。

取穴

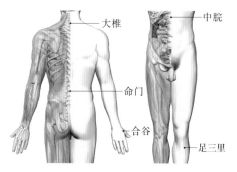

大椎
中脘
命门
合谷
足三里

刮痧方法

在上图标注的穴位及部位刮痧，每穴5~10下。然后将水或麻油涂在颈椎、胸椎和腰椎上，以45°角轻轻地从颈椎向下沿脊椎一直刮到腰椎部位。以所刮之处出现紫红色瘀点为度。瘀点消失后再刮第二次。刮痧时动作宜轻柔，谨防骨折。

日常生活提示

合理饮食，适当进行锻炼。积极、正确地补钙，每天在户外晒太阳30分钟。

慢性腰肌劳损

慢性腰肌劳损是指腰部肌肉、韧带等软组织的慢性损伤，表现为腰部一侧或两侧疼痛。

取穴

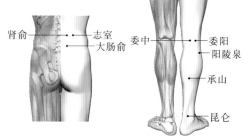

肾俞
志室
大肠俞
委中
委阳
阳陵泉
承山
昆仑

刮痧方法

在上图标注的穴位及部位刮痧，每穴5~10下，在志室、肾俞、大肠俞、委中、委阳、承山等部位用刮痧板点按2~3下。每天1~2次。

日常生活提示

合理安排休息与活动，患病期间按医生嘱咐去做，多休息。勿请非正规医生在患部按摩。平时睡硬板床，不要长期卧床。

痛风

痛风是一种古老的疾病，与尿酸代谢异常有关。患者的血尿酸增高，尿酸盐沉积于关节、关节周围组织和皮下组织，引起关节炎反复发作，晚期并发肾脏病。多在晚间突然发作，关节剧痛、红肿、灼热、压痛，受累关节以蹈指之跖趾关节最多，其次为足背、足跟与足踝等关节。酗酒、暴饮暴食、着凉、过劳、精神紧张、外伤、手术刺激等均可诱发。

取穴

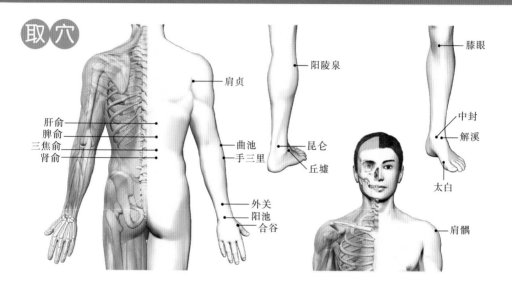

肩贞

阳陵泉

膝眼

肝俞
脾俞
三焦俞
肾俞

曲池
手三里

昆仑
丘墟

中封
解溪

太白

外关
阳池
合谷

肩髃

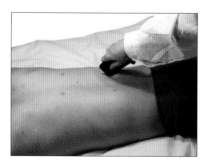

刮肾俞

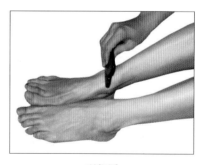

刮解溪

刮痧方法

在上图标注的穴位及部位刮痧，每穴5~10下，在肝俞、肾俞、膝眼、阳陵泉、昆仑、解溪、丘墟等部位用刮痧板点按2~3下。每天1~2次。

日常生活提示

合理安排休息与活动，患病期间按医生嘱咐去做，多休息。勿请非正规医生在患部按摩。饮食宜清淡，忌酒及嘌呤含量高的食物如海鲜、动物内脏等。

风湿性关节炎

风湿性关节炎是一种反复发作的全身性胶原组织疾病，是溶血性链球菌感染后引起的全身性变态反应。表现为双膝关节和双肘关节疼痛、酸麻、沉重、活动障碍，常由天气变化、寒冷刺激、劳累等诱发。

类风湿性关节炎

类风湿性关节炎可侵犯全身关节，常常反复发作，最后产生关节畸形，导致残疾。好发于手、足等小关节。在大关节中，以髋关节、膝关节较多。急性发作时，受累关节明显肿胀而不能活动。

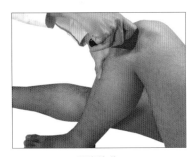

刮膝关节

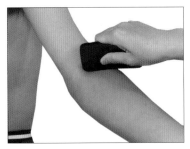

刮肘关节

刮痧方法

在督脉及两侧膀胱经（从第 1 胸椎至第 4 骶椎）、肘关节前后、手指关节、膝关节前后、脚趾关节等部位用刮痧板刮拭 5~10 下，再点按 2~3 下。每天 1~2 次。

刮痧方法

在督脉及两侧膀胱经（从第 1 胸椎至第 4 骶椎）、肘关节前后、手指关节、膝关节前后、脚趾关节等部位用刮痧板刮拭 5~10 下，再点按 2~3 下。每天 1~2 次。

日常生活提示

合理安排休息与活动，患病期间按医生嘱咐去做，多休息。勿请非正规医生在患部按摩。

月经不调　痛经

月经不调是指月经的周期、量、质、色等发生异常，表现为月经来潮或前或后，或先后无定时，月经量或多或少，月经的色泽或深红或淡红，或紫色或有血块，伴有神疲乏力、头昏脑涨、乳房和胸胁部胀痛等症状。

月经来潮前后或在经期，小腹及腰骶部疼痛，甚至剧痛难忍，或可痛及外阴部，肛门坠胀疼痛。疼痛剧烈时甚至可引起昏厥。

取穴

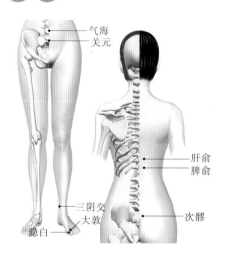

气海
关元
肝俞
脾俞
三阴交
大敦
隐白
次髎

取穴

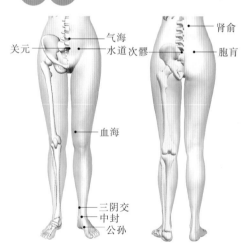

关元
气海
水道次髎
肾俞
胞肓
血海
三阴交
中封
公孙

刮痧方法

在上图标注的穴位及部位刮痧，每穴5~10下，在关元、肝俞、三阴交等部位用刮痧板点按2~3下。每天1~2次。

刮痧方法

在上图标注的穴位及部位刮痧，每穴5~10下，在肾俞、气海、水道、关元、血海、三阴交等部位用刮痧板点按2~3下。每天1~2次。

日常生活提示

平时注意参加体育锻炼，增强体质。经期注意卫生，避免精神紧张、过劳、受凉、涉水及性生活等。

闭经

闭经可分为原发性闭经和继发性闭经。凡女性年逾18周岁，月经尚未来潮者，为原发性闭经。凡已有过正常月经，但连续3个月以上未来潮者，为继发性闭经。发病原因大多为气血不足、脾肾亏虚、寒凝气滞、湿阻、血瘀等。主要症状为精神不振、头晕乏力、腰酸背痛、容易疲劳、性欲低下等。

取穴

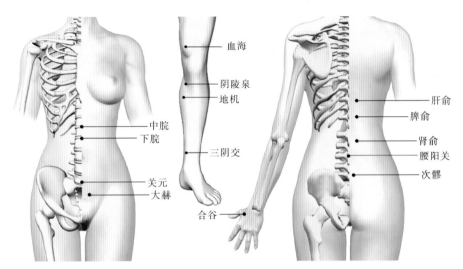

- 血海
- 阴陵泉
- 地机
- 三阴交
- 合谷
- 中脘
- 下脘
- 关元
- 大赫
- 肝俞
- 脾俞
- 肾俞
- 腰阳关
- 次髎

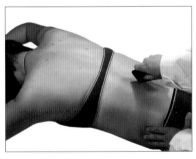

刮肝俞至次髎

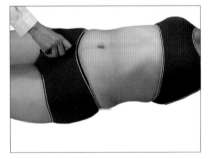

刮中脘至关元

刮痧方法

在上图标注的穴位及部位刮痧，每穴5~10下，在肝俞、脾俞、肾俞、合谷、中脘、关元、血海、三阴交、阴陵泉等部位用刮痧板点按2~3下。每天1~2次。

日常生活提示

平时注意参加体育锻炼，增强体质。避免精神紧张、过劳、受凉、涉水等。50岁左右闭经为正常生理现象，不宜作病治。

子宫肌瘤

子宫肌瘤主要表现为经期延长或不规则出血，严重者可出现继发性贫血，下腹可触及包块，少数患者有疼痛及压迫症状。

取穴

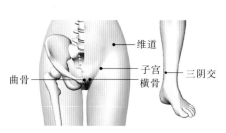

维道
子宫
横骨
曲骨
三阴交

刮痧方法

在上图标注的穴位及部位刮痧，每穴 5~10 下，在曲骨、横骨、子宫、三阴交等部位用刮痧板点按 2~3 下。每天 1~2 次。

日常生活提示

平时注意参加体育锻炼，增强体质。经期注意卫生，避免精神紧张、过劳、受凉、涉水及性生活等。

产后缺乳

产后缺乳是妇女产后或哺乳期间，乳汁不下或乳汁分泌不足，主要与内分泌失调、体质不佳、营养不良以及精神因素有关。

取穴

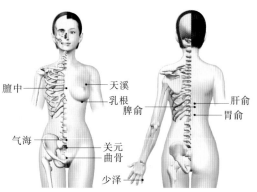

膻中
天溪
乳根
脾俞
气海
关元
曲骨
少泽
肝俞
胃俞

刮痧方法

在上图标注的穴位及部位刮痧，每穴 5~10 下，在肝俞、脾俞、天溪、乳根、气海、曲骨等部位用刮痧板点按 2~3 下。每天 1~2 次。

日常生活提示

保持心情舒畅，避免过度紧张、激动、生气等。饮食营养要丰富，少吃油腻及刺激性食物。

乳腺增生

乳腺增生又称乳腺小叶增生，表现为单侧或双侧乳房发生多个大小不等的肿块，质韧实或囊性感，境界不清，活动度好，月经期间较为明显。局部有压痛及不适感，重者局部刺痛或隐痛，伴有咽干、口苦、易怒、头晕等症状。

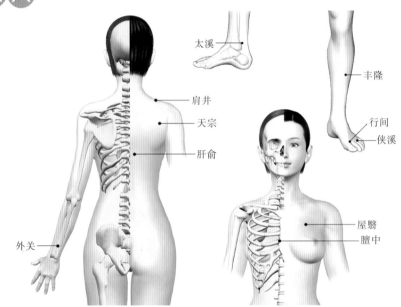

太溪
丰隆
肩井
天宗
行间
侠溪
肝俞
外关
屋翳
膻中

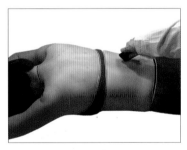

刮肝俞

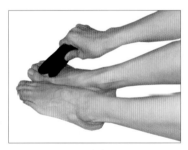

刮行间

刮痧方法

在上图标注的穴位及部位刮痧，每穴 5~10 下，在肩井、天宗、肝俞、外关、膻中、丰隆、行间等部位用刮痧板点按 2~3 下。每天 1~2 次。

日常生活提示

平时注意参加体育锻炼，增强体质。保持心情舒畅，适当减压。如有乳腺癌家族史，应经常体检，及早防治。

慢性盆腔炎

慢性盆腔炎多因急性盆腔炎迁延不愈而成。表现为下腹部坠胀、疼痛、腰骶酸胀、肛门坠胀等，往往在男女交欢、排便之后以及月经前后症状加重，伴有尿频、白带增多、月经异常、不孕等。

功能性子宫出血

功能性子宫出血是指妇女阴道中大量出血，或持续不断。部分患者可因失血过多而导致贫血，甚至昏厥。

取穴

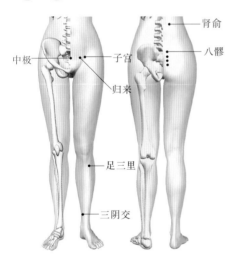

取穴

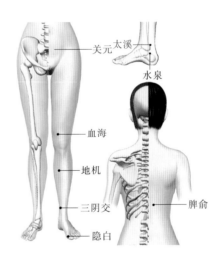

刮痧方法

在上图标注的穴位及部位刮痧，每穴5~10下，在中极、归来、子宫、足三里、三阴交等部位用刮痧板点按2~3下。每天1~2次。

刮痧方法

在上图标注的穴位及部位刮痧，每穴5~10下，在关元、三阴交、血海、地机、太溪、内关、足三里等部位用刮痧板点按2~3下。每天1~2次。

日常生活提示

平时注意参加体育锻炼，增强体质。经期注意卫生，避免精神紧张、过劳、受凉、涉水及性生活等。

更年期综合征

女性 50 岁左右，开始停经，相当数量的人会出现一系列以自主神经功能紊乱为主的症状，称为更年期综合征。表现为月经紊乱、潮热、汗出、心烦意乱、失眠、大便秘结、容易激动、腰酸背痛、头晕耳鸣、性欲减退等症状。

取穴

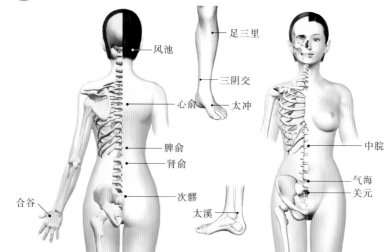

风池
足三里
三阴交
心俞
太冲
脾俞
肾俞
合谷
次髎
太溪
中脘
气海
关元

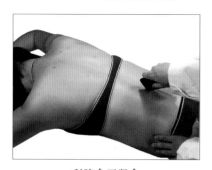

刮脾俞至肾俞

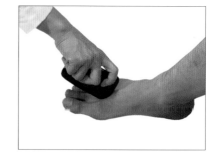

刮太冲

刮痧方法

在上图标注的穴位及部位刮痧，每穴 5~10 下，在风池、心俞、脾俞、肾俞、中脘、气海、关元、三阴交、太冲等部位用刮痧板点按 2~3 下。每天 1~2 次。

日常生活提示

保持心情舒畅，避免过度紧张、激动、生气等。饮食要清淡，少吃油腻及刺激性食物，同时忌烟酒。适当进行诸如太极拳类的体育锻炼。

麦粒肿

麦粒肿是金黄色葡萄球菌感染引起的眼睑腺的炎症。表现为眼睑局部红肿，形成硬块，触痛明显，较重者可引起邻近球结膜水肿，甚至突出于睑裂之外，伴有发热、畏寒等症状。

近视

因不注意用眼卫生，长时间阅读，使睫状肌持续收缩，形成痉挛状态，使晶体悬韧带放松，晶体屈光度增加而形成近视。

取穴

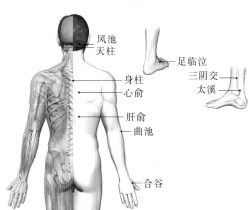

取穴

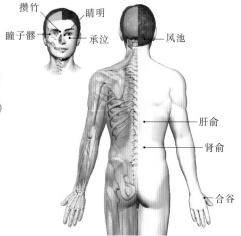

刮痧方法

每次选 6 穴，各刮 30~50 下，每天 1~2 次，连刮数天。

刮痧方法

在上述穴位及部位刮痧，每穴 5~10 下，在肝俞、肾俞、睛明、瞳子髎、承泣等部位用刮痧板点按 2~3 下。每天 1~2 次。

日常生活提示

注意用眼卫生，不用脏手触碰眼部。麦粒肿有复发性，经常发作。麦粒肿者感觉眼周不适即为发病先兆，此时可将患眼对侧手臂往头后绕至外眼角，以手指牵拉外眼角 100 次，每日 3 次，可防止麦粒肿发生。

日常生活提示

注意用眼卫生，纠正不良的用眼习惯。临睡前不要躺在床上看书。多吃蔬菜、水果和动物肝脏。

青光眼

青光眼是致盲率很高的眼病之一。情绪激动、过度疲劳、大喜大悲、气愤争吵是发病的诱因。早期感觉眼睛轻微胀痛、视力减退和虹视，或伴有偏头痛、鼻根和眼眶酸痛，轻度恶心。发作期眼球胀痛剧烈、视力下降。急性发作者须急送医院检查治疗。

取穴

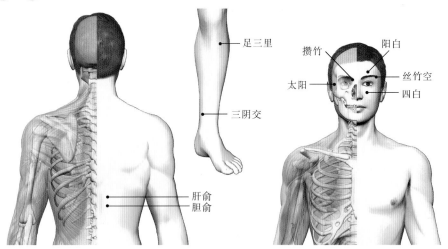

足三里

三阴交

肝俞
胆俞

攒竹　　　阳白

太阳　　　丝竹空

四白

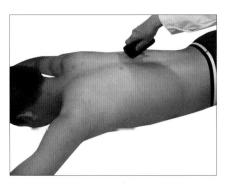

刮肝俞

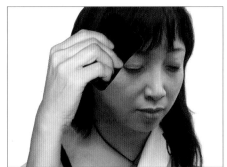

刮阳白

刮痧方法

每次选 6~8 穴，各刮 30~50 下，每天 1 次，连刮 5~6 天。

日常生活提示

注意用眼卫生，纠正不良的用眼习惯。临睡前一小时不喝大量的水以免眼周水肿和眼袋产生，多吃蔬菜、水果和动物肝脏。

白内障

白内障包括老年性白内障、先天性白内障、外伤性白内障等。其中，老年性白内障是老年人常见眼病，多见于50岁以后，随着年龄的增加，发病率增高。主要症状为眼珠混浊、视力缓降，渐至失明。整个进程可分为初发期、未成熟期、成熟期、过熟期。在初发期及早防治，有积极的效果，至成熟期后，以手术摘除为首选治疗方法。

取穴

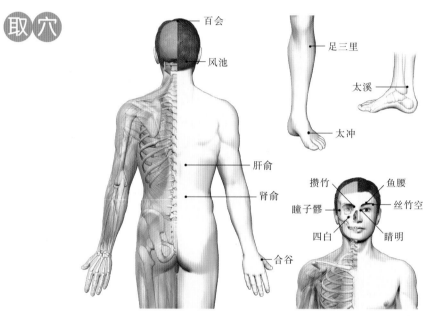

百会
风池
足三里
太溪
太冲
肝俞
肾俞
合谷
攒竹
鱼腰
瞳子髎
丝竹空
四白
睛明

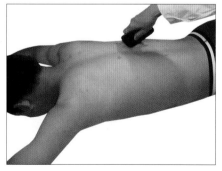

刮肝俞

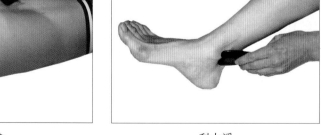

刮太溪

刮痧方法

每次选6~8穴，各刮30~50下，每天1次，在初发期坚持治疗3~6个月。

日常生活提示

注意用眼卫生，纠正不良的用眼习惯。临睡前一小时不喝大量的水以免眼周水肿和眼袋产生，多吃蔬菜、水果。

远视

当眼球处于静止状态下，5米或5米以上的平行光线进入眼内，聚焦成像在视网膜后面者，称为远视。临床表现为看远处时视力很好，但看近处时却视物不清，甚至伴有眼眶胀痛、头晕恶心等不适。老年人会出现程度不同的远视，又称"老花眼"。

取穴

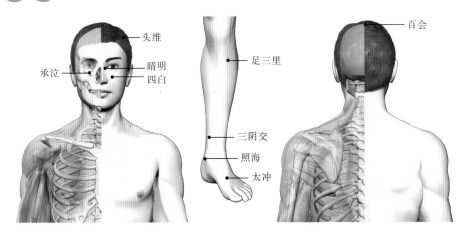

头维
承泣
睛明
四白
足三里
三阴交
照海
太冲
百会

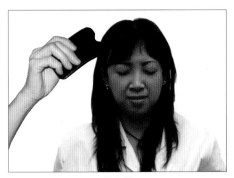

刮头维

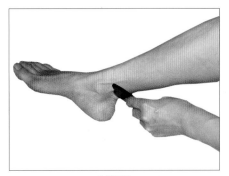

刮照海

刮痧方法

在上图标注的穴位及部位刮痧，每穴 5~10 下，在承泣、四白、足三里、三阴交、照海等部位用刮痧板点按 2~3 下。每天 1~2 次。

日常生活提示

注意用眼卫生，纠正不良的用眼习惯。小憩或午休时不要把眼睛直接压在手臂上。多吃蔬菜、水果，佩戴度数合适的花镜。

弱视

眼球没有器质性病变，而矫正视力不能达到正常者称为弱视。弱视者远视力常在 0.3 以下，部分患者伴有斜视或眼球震颤，多数患者识别单个字体的能力高，而认识同样大小排列成行的字体的能力要差得多。

取穴

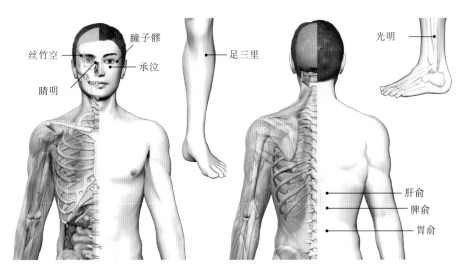

丝竹空　瞳子髎　承泣　睛明　足三里　光明　肝俞　脾俞　胃俞

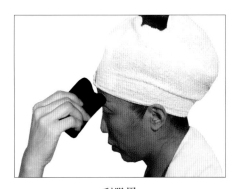

刮眼周

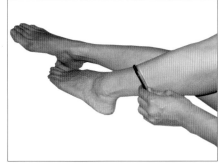

刮光明

刮痧方法

每次选 4~6 穴，各刮 30~50 下，每天 1 次，连刮 3~6 个月。

日常生活提示

注意用眼卫生，纠正不良的用眼习惯。小憩或午休时不要把眼睛直接压在手臂上。经常做眼保健操，喝菊花茶。

迎风流泪

迎风流泪是指眼睛无红肿及其他病症，而见风则泪出，又称泪溢症。临床表现为迎风流泪，泪水清稀，日久视物不清、眼睛干涩等，以老年患者居多。

取穴

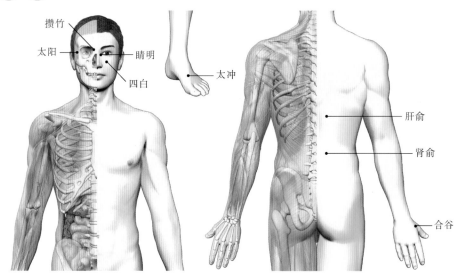

攒竹
太阳
睛明
四白
太冲
肝俞
肾俞
合谷

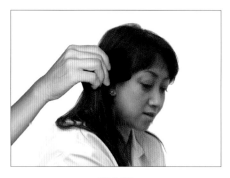

刮太阳

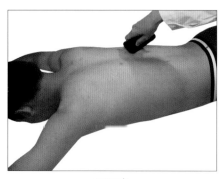

刮肝俞

刮痧方法

在上图标注的穴位及部位刮痧，每穴 5~10 下，在太阳、肝俞、攒竹、睛明、四白等部位用刮痧板点按 2~3 下。每天 1~2 次。

日常生活提示

注意用眼卫生，纠正不良的用眼习惯。小憩或午休时不要把眼睛直接压在手臂上。保证足够睡眠时间，不要熬夜。不要长时间面对电脑屏幕，少看电视。

耳鸣

耳鸣是指单侧或双侧耳内鸣响，如闻蝉鸣，或如潮声，并伴有头昏、失眠、乏力、烦躁不安、急躁易怒等症状。发病原因十分复杂，耳部疾患、药物中毒、神经衰弱等都能引发。

取穴

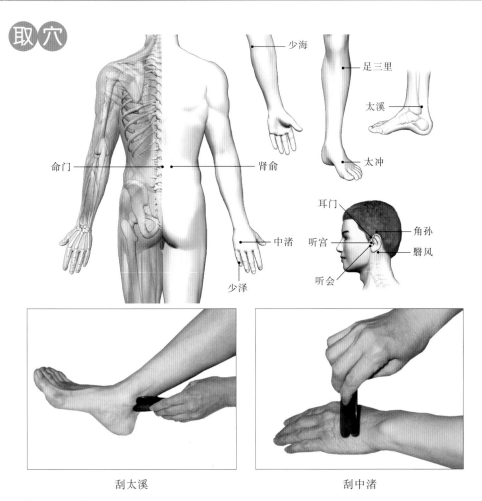

刮太溪　　　　　　　　　刮中渚

刮痧方法

每次选 6~8 穴，各刮 30~50 下，每天 1 次，连刮 3~6 个月。

日常生活提示

尽量保持良好的心境，避免或减少噪声的干扰。平时不要用耳勺、火柴棒掏耳朵。可常喝核桃粥、芝麻粥、花生粥、猪肾粥等，对于保护听力颇有裨益。应避免应用耳毒性药物，如庆大霉素、链霉素、卡那霉素、新霉素等。尽量少用耳机听音乐，不用入耳式耳机，即使听也不要调大声以及在嘈杂环境中听。

老年性耳聋

人到老年，听力会下降，甚至出现耳聋，究其原因是因为神经细胞的减少。在临床上诊断为老年性耳聋者，其感觉神经细胞甚至已经减少到青年时期的 1/10。老年性耳聋刚开始时常常先出现耳鸣，或耳聋、耳鸣同时出现。

取穴

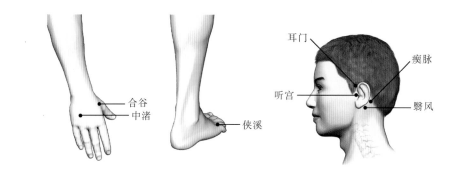

合谷
中渚
侠溪
耳门
瘈脉
听宫
翳风

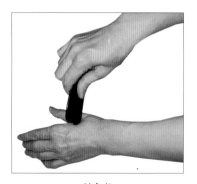

刮合谷

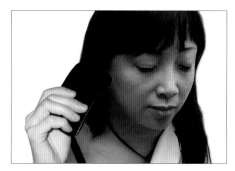

刮耳门

刮痧方法

在上图标注的穴位及部位刮痧，每穴 5~10 下，在合谷、中渚、耳门、听宫、翳风等部位用刮痧板点按 2~3 下。每天 1~2 次。

日常生活提示

尽量保持良好的心境，避免或减少噪声的干扰。平时不要用耳勺、火柴棒掏耳朵。可常喝核桃粥、黑芝麻粥、紫米粥、猪肾粥等，对于保护听力颇有裨益。听力减退后应佩戴助听器。

急、慢性咽炎

急性咽炎常由于受凉、伤风、过度疲劳、饮酒过度、长期受到刺激性气体的刺激等原因所引起，也有因职业关系用声不当所致。主要症状为咽部干痒、微痛、灼热感、异物感，因咽痒而引起咳嗽，易受刺激而引起恶心、干呕，一般晨起时较轻，午后或入夜加重。可伴有发热、头痛等症状。慢性咽炎常由急性咽炎迁延而致，症状虽不如急性咽炎剧烈，但治疗较急性咽炎困难，且容易反复发作，需持之以恒，效果方能满意。

取穴

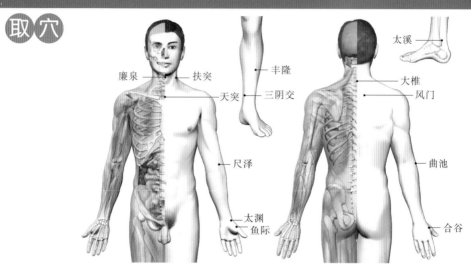

廉泉　扶突　丰隆　天突　三阴交　尺泽　太渊　鱼际　太溪　大椎　风门　曲池　合谷

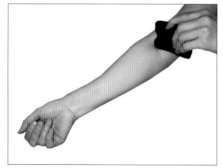

刮尺泽

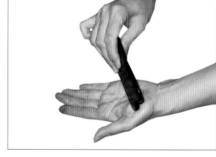

刮鱼际

刮痧方法

每次选 6~8 穴，各刮 30~50 下，每天 1 次，连刮 3~6 个月。

日常生活提示

平时要加强防寒保暖，室内空气要流通。发病期间注意休息，多喝白开水。经常锻炼身体，保持情绪乐观。忌烟。慢性咽炎患者平时可用一些具有清咽利喉作用的中草药泡水当茶饮，如罗汉果、胖大海、金银花、麦冬等。

扁桃体炎

扁桃体炎中医称为乳蛾、喉蛾，主要是由于链球菌、葡萄球菌侵入扁桃体，扁桃体发生充血、肿胀、渗出等病理变化。起病较急，发热、头痛、恶寒、咽痛，严重者吞咽困难，影响进食。由于咽部不适和咽痒，可引起阵发性咳嗽。本症发病以春秋季节最多，并且好发于10~30岁青少年。如反复发作，则转化为慢性扁桃体炎。

取穴

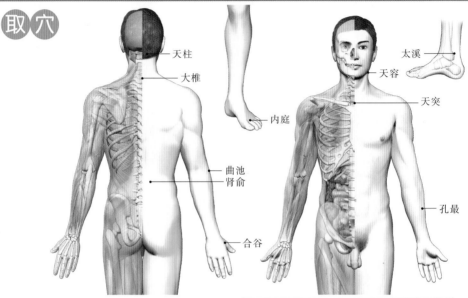

- 天柱
- 大椎
- 内庭
- 曲池
- 肾俞
- 合谷
- 太溪
- 天容
- 天突
- 孔最

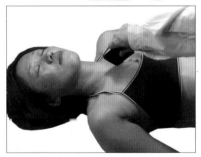

刮天突

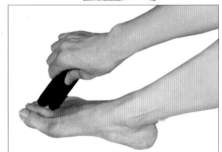

刮内庭

刮痧方法

在上图标注的穴位及部位刮痧，每穴5~10下，天突、曲池、肾俞、大椎、内庭等部位用刮痧板点按2~3下。每天1~2次。

日常生活提示

平时要加强防寒保暖，室内空气要流通。发病期间注意休息，多喝白开水。经常锻炼身体，保持情绪乐观。慢性扁桃体炎可诱发心肌炎、肾炎，所以如果青少年扁桃体长期Ⅱ度肿大，可考虑手术摘除。

急、慢性鼻炎

急、慢性鼻炎是指鼻黏膜及黏膜下层发生炎症的疾病，常因感冒而引起。急性鼻炎的主要症状为鼻塞、流涕、头晕、全身不适，有时可有发热。慢性者时轻时重，鼻孔交替堵塞，侧卧时靠下方的鼻孔常堵塞不通及流涕，睡着后流涕停止，苏醒后又开始流涕，终日不断，伴有时时喷嚏、头晕乏力、嗅觉减退等。

取穴

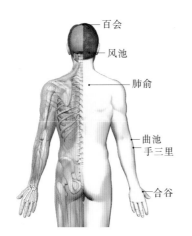
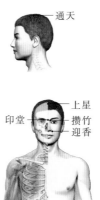
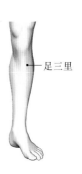

急慢性鼻炎取穴

刮痧方法

在上图标注的穴位及部位刮痧，每穴 5~10 下，在风池、肺俞、合谷、迎香、印堂、足三里等部位用刮痧板点按 2~3 下。每天 1~2 次。

日常生活提示

平时要加强防寒保暖，室内空气要流通。发病期间注意休息，多喝白开水。经常锻炼身体，保持情绪乐观。慎用滴鼻净之类毛细血管收缩剂，长期应用，可导致鼻黏膜萎缩，嗅觉减退或丧失。

过敏性鼻炎

过敏性鼻炎中医称为鼻鼽或鼽嚏。表现为阵发性鼻痒、鼻塞、发作性喷嚏、大量清水样鼻涕、眼睛发痒等。鼻腔检查多见鼻黏膜苍白、水肿，鼻甲肿大。因为本症是一种鼻黏膜过敏反应，因此也称为变态反应性鼻炎。

取穴

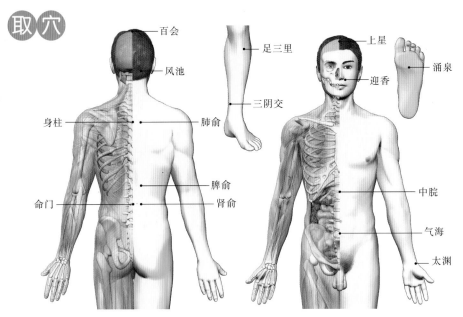

百会
风池
足三里
上星
迎香
涌泉
三阴交
身柱
肺俞
脾俞
命门
肾俞
中脘
气海
太渊

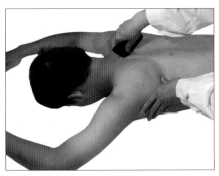

刮肺俞

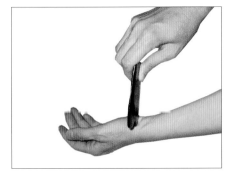

刮太渊

刮痧方法

每次选 4~6 穴，各刮 30~50 下，每天 1 次，7 次为一疗程。

日常生活提示

平时要加强防寒保暖，室内空气要流通。发病期间注意休息，多喝白开水。经常锻炼身体，保持情绪乐观。

酒渣鼻

酒渣鼻是毛囊虫寄生在人体毛囊和皮脂腺内而引起的。表现为鼻部、前额和面部发生暗红色斑片，上面有毛细血管扩张和丘疹、脓疱。随着病情的发展，红色斑片上可见到许多蛛网状的毛细血管扩张和大小不等的丘疹、脓疱。

神经性皮炎

神经性皮炎属中医牛皮癣、摄领疮范畴，是以阵发性皮肤瘙痒和皮肤苔藓样变为特征的慢性皮肤病。表现为皮肤逐渐出现粟粒至绿豆大小的扁平丘疹，圆形或多角形，坚硬而有光泽，皮肤呈淡红色或正常，密集成群，表面光滑或覆有少量糠状鳞屑，皮肤增厚、干燥，皮沟加深，形成革化样皮疹，常有阵发性剧痒，夜间更甚，常反复发作。

取穴

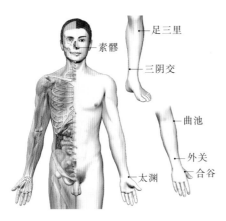

取穴

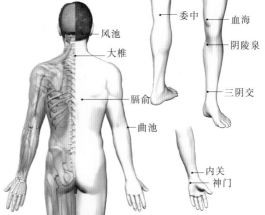

刮痧方法

在上图标注的穴位及部位刮痧，每穴 5~10 下，在曲池、素髎、合谷、足三里等部位用刮痧板点按 2~3 下。每天 1~2 次。

刮痧方法

在上图标注的穴位及部位刮痧，每穴 5~10 下，在风池、大椎、神门、委中、血海、三阴交等部位用刮痧板点按 2~3 下。每天 1~2 次。

日常生活提示

芦荟叶洗净去刺捣烂，取汁与等量雪花膏混合均匀，搽搓患处。饮食清淡，不食辛辣。

日常生活提示

合理饮食，勿食用易引起过敏的食物。发病期间注意卫生，勿搔抓。

湿疹

湿疹的发病原因比较复杂，可因食物、药物、细菌、肠道寄生虫、动物羽毛、花粉、自体敏感作用以及寒冷、风热、日光、植物等因素发病。好发于肘窝、腘窝等四肢屈侧和面部、颈部、手、足背、阴囊等处。湿疹可分为急性湿疹和慢性湿疹。急性湿疹的表现为红斑、丘疹、水疱、脓疱、糜烂、渗液、结痂等，皮疹边界不清楚，自觉剧痒等；慢性湿疹则多由急性湿疹反复发作演变而成，皮疹表现为皮肤变厚粗糙、苔癣样变、脱屑、色素沉着、皮疹边界清楚、痒感剧烈等。

取穴

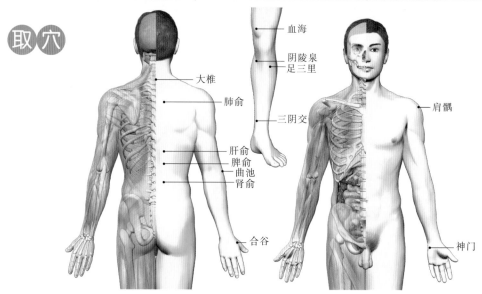

- 血海
- 阴陵泉
- 足三里
- 三阴交
- 大椎
- 肺俞
- 肩髃
- 肝俞
- 脾俞
- 曲池
- 肾俞
- 合谷
- 神门

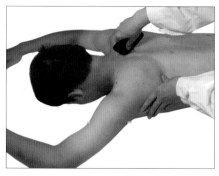

刮肺俞

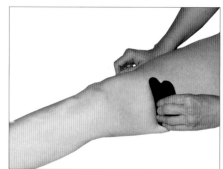
刮血海

刮痧方法

在上图标注的穴位及部位刮痧，每穴 5~10 下，在大椎、肺俞、曲池、合谷、血海、三阴交等部位用刮痧板点按 2~3 下。每天 1~2 次。急性湿疹不宜刮痧。

日常生活提示

合理饮食，勿食用易引起过敏的食物。发病期间注意卫生，勿搔抓。

带状疱疹

带状疱疹又称为蛇丹、缠腰火丹、蛇串疮，是由病毒引起的疱疹性皮肤病。男女均可发生。发病前常有局部皮肤灼热刺痛感，经 1~3 天后发出疱疹，有的刺痛和疱疹同时发生。疱疹为簇集成群的大小水疱，表面形如珍珠，基底发红，排列成带片状。一般为单侧分布，不超过躯体中线，偶尔呈对称型，以胸部肋间神经分布区、腹部和面部三叉神经分布区为多见。如角膜受到损害，有致盲的危险。

取穴

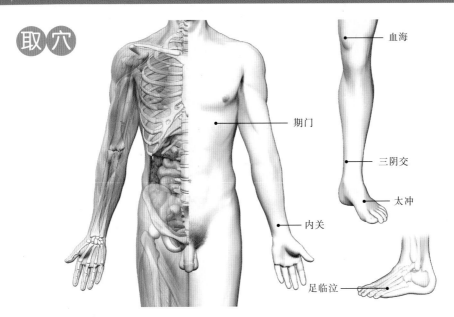

血海
期门
三阴交
太冲
内关
足临泣

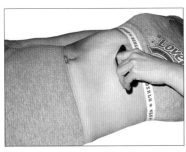

刮期门

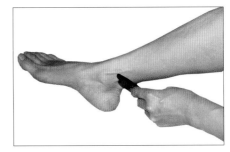

刮三阴交

刮痧方法

在上图标注的穴位及部位刮痧，每穴 5~10 下，在内关、期门、三阴交、太冲等部位用刮痧板点按 2~3 下。每天 1~2 次。

日常生活提示

注意保暖，预防感冒。合理饮食。带状疱疹刮痧治疗多用于后遗疼痛阶段，疱疹阶段治疗宜选择针灸。

老年性皮肤瘙痒症

老年性皮肤瘙痒症是一种只有瘙痒而无皮肤损害的老年性皮肤病。表现为皮肤剧烈瘙痒，导致不停地搔抓，使皮肤遍布抓痕及血痂，瘙痒多在睡前更为剧烈。

自汗、盗汗

自汗、盗汗都是阴阳失调、营卫不和、全身性疾病所表现出来的一个症状。自汗是时时汗出，稍活动即大汗淋漓，甚至不活动时也汗出津津。盗汗为入睡时出汗，甚至通身湿透，醒来汗出即止。自汗一般属气虚，盗汗一般属阴虚。

取穴

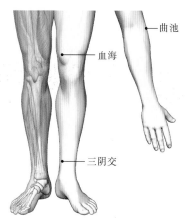

曲池
血海
三阴交

取穴

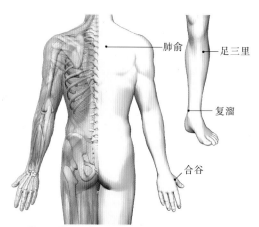

肺俞
足三里
复溜
合谷

刮痧方法

在上图标注的穴位及部位刮痧，每穴 5~10 下，在血海、曲池、三阴交用刮痧板点按 2~3 下。每天 1~2 次。

日常生活提示

合理饮食，勿食用易引起过敏的食物。发病期间注意卫生，勿搔抓。中医认为本病是由血虚生风所致，可用补血药物或食疗调治。食疗可用老母鸡一只、当归 50 克炖鸡汤服用。

刮痧方法

在上图标注的穴位及部位刮痧，每穴 5~10 下，在肺俞、合谷、足三里用刮痧板点按 2~3 下。每天 1~2 次。

日常生活提示

平时注意饮食调理，注意自主神经的调整，保持良好的情绪。发病时注意勤换衣、被，注意卫生。